Pooja Palwankar
Karunik Gupta

# Prós e contras da administração local de medicamentos em Periodontia

**Pooja Palwankar**
**Karunik Gupta**

# Prós e contras da administração local de medicamentos em Periodontia

**ScienciaScripts**

**Imprint**

Any brand names and product names mentioned in this book are subject to trademark, brand or patent protection and are trademarks or registered trademarks of their respective holders. The use of brand names, product names, common names, trade names, product descriptions etc. even without a particular marking in this work is in no way to be construed to mean that such names may be regarded as unrestricted in respect of trademark and brand protection legislation and could thus be used by anyone.

Cover image: www.ingimage.com

This book is a translation from the original published under ISBN 978-620-2-19862-2.

Publisher:
Sciencia Scripts
is a trademark of
Dodo Books Indian Ocean Ltd. and OmniScriptum S.R.L publishing group

120 High Road, East Finchley, London, N2 9ED, United Kingdom
Str. Armeneasca 28/1, office 1, Chisinau MD-2012, Republic of Moldova, Europe
Printed at: see last page
ISBN: 978-620-8-05209-6

# ÍNDICE

# INTRODUÇÃO

As doenças periodontais são infecções bacterianas caracterizadas por inflamação e destruição do tecido conjuntivo de ligação, levando frequentemente à perda de dentes. A periodontite é definida como "uma doença inflamatória dos tecidos de suporte dos dentes causada por microrganismos específicos ou grupos de microrganismos, resultando na destruição progressiva do ligamento periodontal e do osso alveolar com formação de bolsas, recessão ou ambos".

Proporções elevadas de algumas espécies microbianas subgengivais têm sido associadas à atividade destrutiva da doença periodontal. Os agentes patogénicos periodontais incluem *Actinobacillus actinomycetemcomitans, Porphyromonas gingivalis, Prevotella intermedia, Bacteroides forsythus, Peptostreptococcus micros, Campylobacter rectus, Eikenella corrodens, Fusobacterium nucleatum, Eubacterium* spp, *Treponema denticola, Selenomonas* spp., *estreptococos beta-hemolíticos,* uma variedade de *bastonetes entéricos* e *pseudomonas, enterococos, estafilococos* e, possivelmente, *leveduras.*

A terapia da doença periodontal tem sido direcionada para a alteração do ambiente periodontal, que proporciona a retenção da placa bacteriana na vizinhança do tecido gengival. A fase ativa da doença pode ser invertida drasticamente através da redução dos níveis de placa bacteriana. Este objetivo é alcançado através de procedimentos de higiene oral realizados pessoal e profissionalmente, que incluem instruções de higiene oral, destartarização e alisamento radicular, correção de restaurações dentárias inadequadas, eliminação cirúrgica de bolsas, etc.

Os recentes desenvolvimentos na ciência e na tecnologia revolucionaram a abordagem básica dos problemas da doença periodontal. Um conhecimento profundo da etiologia da doença periodontal proporcionou aos clínicos e investigadores uma série de métodos e técnicas de diagnóstico que alargaram as opções de tratamento.

[th]A abordagem mais utilizada tem sido a destartarização e o alisamento radicular. O desbridamento da superfície radicular através da destartarização e do alisamento radicular tornou-se relativamente comum no século XIX e tornou-se a caraterística

central comum a todas as formas de terapias periodontais atualmente utilizadas. A raspagem e o alisamento radicular removem os depósitos bacterianos da superfície do dente. No entanto, a anatomia complexa das bolsas, raízes e contornos da lesão são factores limitantes significativos, uma vez que o acesso mecânico completo pode nem sempre ser possível. Assim, o tratamento periodontal mecânico, por si só, pode não ser eficaz e suficiente para reduzir a carga bacteriana. Além disso, o sucesso do tratamento periodontal mecânico está intimamente relacionado com o desempenho da higiene oral diária do doente.

A destruição recorrente do tecido periodontal é quase inevitável em doentes que não conseguem obter um controlo aceitável da placa bacteriana durante a fase de manutenção após a terapia periodontal. Nalguns pacientes ou locais, mesmo os tratamentos repetidos não conseguem parar a doença. Estes são referidos como indivíduos refractários ou locais que não respondem. Isto pode estar relacionado com a persistência de agentes patogénicos na bolsa, mesmo após o tratamento, ou com a interferência bacteriana contínua no mecanismo de defesa do hospedeiro, pelo que os agentes antimicrobianos são de grande interesse e podem ser valiosos como adjuvantes da terapia mecânica no tratamento das bolsas periodontais. A administração sistémica de fármacos antimicrobianos envolve uma dose relativamente elevada com ingestão repetida durante um período de tempo prolongado para atingir as concentrações inibitórias necessárias no fluido sulcular. Isto aumenta as hipóteses de desenvolver resistência aos antibióticos e de aumentar o potencial de efeitos adversos como náuseas, vómitos, hipersensibilidade, intolerância gastrointestinal e o desenvolvimento de resistência bacteriana.

Os sistemas de administração local oferecem as vantagens de concentrações elevadas nos locais-alvo com uma sobredosagem sistémica reduzida, menos aplicações, menos efeitos secundários e um elevado potencial de aceitação. O sistema de administração local mantém níveis intrabacterianos eficazes de agentes antibacterianos durante longos períodos de tempo, para que possam alterar a flora subgengival e influenciar a cicatrização do aparelho de fixação.

O fator importante para o sucesso deste tratamento é a capacidade de controlar e prolongar a taxa de libertação do agente terapêutico a partir do dispositivo. Os avanços na tecnologia de administração local de fármacos e a compreensão da etiopatogénese das doenças periodontais resultaram numa série de dispositivos específicos para cada local, que podem atingir concentrações 100 vezes mais elevadas de um agente antimicrobiano em locais subgengivais, em comparação com um regime sistémico de fármacos, que incluem irrigação subgengival, utilização de géis, fibras ocas, tiras acrílicas, tubos de diálise e preparações de colagénio. Alguns dos agentes utilizados são as tetraciclinas, a doxiciclina, a minociclina, o metronidazol, a clorhexidina, os anti-inflamatórios e os bifosfonatos. No futuro, a investigação concentrar-se-á no desenvolvimento de polímeros mais ideais e na introdução de novos agentes.

Assim, esta dissertação tem como objetivo comparar e avaliar a eficácia de vários dispositivos de administração local de fármacos aplicáveis em doenças periodontais e o papel principal destes fármacos administrados localmente nas bolsas periodontais.

# HISTÓRIA

O conceito de libertação controlada local de agentes terapêuticos, quer antimicrobianos quer anti-inflamatórios, foi defendido e desenvolvido pelo **Dr. J Max Goodson.**[1] **Goodson et al, em 1979,** desenvolveram o primeiro dispositivo de libertação que envolvia fibras ocas de acetato de celulose preenchidas com tetraciclina. Sugeriu três critérios importantes para o sucesso da administração local de fármacos: o dispositivo tem de administrar o fármaco na base da bolsa, tem de administrar o fármaco numa concentração microbiologicamente eficaz e tem de manter a concentração do fármaco na bolsa durante um período de tempo suficiente e numa concentração suficiente para ser clinicamente eficaz.[1]

Nas fases iniciais, a administração local de medicamentos baseava-se na teoria de que, se fosse possível melhorar substancialmente a especialidade celular de um medicamento, haveria uma melhoria significativa do índice terapêutico, ou seja, a relação entre a eficácia e os efeitos secundários.

Para a administração segura e eficaz de um fármaco nas bolsas periodontais, o sistema local de administração de fármacos deve possuir determinadas propriedades básicas.

O Dr. Max Goodson, no início de 1980, carregou fibras ocas de Cupraphane Cellulose com tetraciclina sistémica e colocou-as em lesões profundas. A desvantagem era a necessidade de remover as fibras ocas e o facto de o medicamento sair da bolsa muito antes de a tetraciclina ter desempenhado o seu papel (Goodson *et al.* 1991).[2]

Os primeiros desenvolvimentos com outros dispositivos de libertação local controlada de segunda geração vieram principalmente de dois grupos de investigação. **Addy, em 1982,** relatou a incorporação de metronidazol em tiras de acrílico a serem colocadas no bolso para libertação controlada durante um período de 2 a 3 dias. Estudos subsequentes de Addy e colaboradores, embora não tenham definido claramente a cinética de libertação do fármaco, demonstraram o valor destes dispositivos para o controlo das bactérias subgengivais na periodontite. **Friedman M, Golomb G (1982)** desenvolveram uma forma de dosagem de libertação sustentada de diacetato de clorexidina para uso tópico. Foram preparadas películas fundidas de etilcelulose, com ou sem polietilenoglicol, contendo 5, 10 e 20 % do fármaco, que apresentaram uma libertação sustentada. **Por volta dos anos 80,** o modelo enfatizava o desenvolvimento central e a progressão da doença periodontal.[3]

**Rosling et al., em 1983,** documentaram pela primeira vez o potencial terapêutico de agentes antimicrobianos locais adjuvantes num ensaio clínico controlado de periodontite.

Depois, Newman e colaboradores, em 1984, compararam 5% de metronidazol em tubos de diálise de primeira geração com 40% de metronidazol em tiras de acrílico. As tiras de acrílico tinham tendência para produzir melhores efeitos a curto prazo no microbiota subgengival, mas as diferenças entre os dispositivos de entrega não eram significativas.[2]

**Em 1988, Addy e colaboradores** relataram dados de um ensaio clínico controlado e aleatório que comparou tiras acrílicas para administração subgengival de metronidazol, tetraciclina ou clorexidina, a locais não tratados e a locais tratados com alisamento radicular. Os acompanhamentos de três meses revelaram essencialmente nenhuma alteração nos parâmetros clínicos para os locais não tratados, enquanto todos os locais tratados, independentemente da terapia, melhoraram significativamente em relação à linha de base. Os grupos do metronidazol e do alisamento radicular pareceram produzir resultados clínicos superiores aos da tetraciclina ou da clorexidina. Embora não tenham sido relatados mais ensaios clínicos controlados para as tiras acrílicas com metronidazol, trabalhos recentes esclareceram melhor os efeitos microbianos desta terapia.[4]

**Em 1986, Stabholz e colaboradores** colocaram tiras de etilcelulose com clorexidina nas bolsas periodontais de 3 em 3 dias para uma exposição total de 9 dias. A terapia de libertação controlada produziu uma diminuição de espiroquetas e bastonetes móveis e uma redução da profundidade das bolsas até 11 semanas após a terapia.[2]

Uma das matrizes não degradáveis propostas é um polímero de etilcelulose suplementado com agentes activos, incluindo metronidazol **[Golomb et al., 1984]**, minociclina **[Elkayam et al., 1988]**, ou tetraciclina **[Azoury et al., 1988]**. A libertação destes agentes foi examinada.[4]

**Minabe et al, em 1989,** avaliaram a duração do efeito terapêutico após a administração do filme de colagénio imobilizado com tetraciclina (filme TC). **Minabe e colaboradores** descreveram **a cinética de** libertação do fármaco, **a prova do princípio terapêutico e ensaios clínicos controlados** de **eficácia** para um novo dispositivo de libertação controlada. O dispositivo de Minabe envolvia a incorporação de tetraciclina numa matriz de colagénio reticulado, o colagénio atelo. Os investigadores demonstraram que a cinética de libertação da tetraciclina era uma função da concentração da tetraciclina e da ligação cruzada do colagénio.[3]

Williams e colegas, na década de 1990, relataram pela primeira vez dados in vivo sobre o efeito dos AINEs na progressão da doença periodontal natural num modelo animal. Durante um período de tratamento de 12 meses, o efeito dos AINEs foi comparado com o placebo em beagles idosos com periodontite natural. Os seus resultados indicaram que a administração diária de Flurbiprofeno por via oral diminuiu significativamente a taxa de perda óssea alveolar radiográfica.

**Steinberg et al. 1990** desenvolveram um medicamento degradável de libertação sustentada baseado numa proteína reticulada para o tratamento de doenças periodontais. Através da manipulação de vários factores de formulação, a libertação de clorexidina foi controlada. Um grau mais elevado de densidade de reticulação resultou numa taxa de libertação prolongada de clorexidina, enquanto que uma diminuição da reticulação resultou numa taxa de libertação mais rápida.[3]

**Larsen (1990)** avaliou o efeito da libertação in vitro de doxiciclina de materiais bioabsorvíveis e tiras acrílicas. No estudo, os materiais bioabsorvíveis *Surgicel, Tissell e CollaCote* e as tiras de acrílico foram examinados quanto à libertação de doxiciclina em líquidos e à atividade antibacteriana residual dos materiais. No mesmo ano, **Tonetti e colaboradores** utilizaram as fibras monolíticas de tetraciclina no EVA (etileno acetato de vinilo). Verificou-se que as fibras forneciam uma concentração média de mais de 1500 µg/ml durante um período de 10 dias e exibiam cinética de ordem zero até serem removidas. Após a remoção, a concentração de tetraciclina no fluido crevicular diminuiu exponencialmente. **Eckles e colaboradores** avaliaram a eficácia clínica do cloridrato de tetraciclina a 40% num veículo de petrolato branco.[3]

**Okada e colaboradores (1990)** relataram a incorporação de Ofloxacina num novo sistema solúvel de libertação sustentada (PT-01) para terapia subgengival. Foi registada uma mudança significativa na microflora periodontal para uma flora menos patogénica 24 semanas após as **aplicações do gel [Pedrazzoli et al. em 1992].**[3]

Em **1992, Ainamo** *et al.* utilizaram géis adesivos mucosos normalmente fornecidos em seringas finas com agulhas de ponta romba. O inconveniente era o facto de as agulhas serem muito grossas e a quantidade de pressão necessária para forçar o gel a sair da agulha tornava muito instável toda a colocação da seringa/agulha. O sistema consistia num cartucho que tinha de ser carregado com o gel e, em seguida, podiam ser expelidas quantidades controladas do gel através de uma agulha endodôntica de ponta romba de calibre 26/28, que foi sugerida **por Steenberghe** *et al.* **em 1993.**[3]

**Medlicott** *et al.***, em 1992,** administraram medicamentos através do sistema Synthetic Polymer Chips, no qual o ingrediente ativo foi administrado através de um chip semi-flexível à base de polímero não reabsorvível. O polímero, por si só, era inerte e ficava na bolsa durante um determinado período, podendo depois desintegrar-se quimicamente[2]. Os diferentes medicamentos utilizados para administração local foram a doxiciclina (**Dunn** *et al.* e **Goodson** *et al.* **1983**) e a minociclina (**Okuda** *et al.***1994**), a clorexidina (**Addy** *et al.* **1984)** e o metronidazol (**Hitzig** *et al* **1994**). **Timmermanin (1996)** avaliou a eficácia clínica e microbiológica da destartarização e alisamento radicular combinada com a aplicação local de gel de cloridrato de minociclina a 2% versus gel placebo em pacientes com periodontite crónica moderada a grave.[2]

O aumento da administração, das necessidades e dos estudos de ponta desviou a utilização de medicamentos administrados localmente. Assim, foram propostos vários critérios para os medicamentos administrados localmente por **Medicott et al, 1994 e Soskolne, Friedman1996. Depois, em 1998, Greenstein e Polson** acrescentaram outros critérios.

**Wong et al. [1999],** desafiaram a utilização das fibras na terapia periodontal, não relatando qualquer diferença estatística entre a utilização de fibras e uma terapia combinada de destartarização e alisamento radicular e as fibras durante um período de 6 meses, embora os dois tratamentos tenham mostrado melhorias significativas em relação à linha de base.[2]

**Em 2003, Paquette D et al.** aplicaram microesferas de minociclina localmente para o tratamento da periodontite em fumadores. Os resultados indicaram que as microesferas de minociclina administradas localmente foram mais eficazes do que a destartarização e o alisamento radicular isolados na redução da profundidade das bolsas em fumadores com periodontite.[2]

Na altura em que a resistência aos medicamentos se tornou um dos problemas e para evitar esta discrepância, foram abordadas muitas das formas naturais e à base de plantas para tratar a doença periodontal.

**Thame, em (1989),** descreveu um método de higiene oral para o tratamento de doenças periodontais de etiologia bacteriana e para a redução da placa bacteriana através da utilização de um extrato metanólico seco de Vinca rosea na cavidade oral. Um **estudo de Cai et al. (1996)** relatou a atividade preferencial do extrato metanólico bruto de cravinho contra patogéneos orais anaeróbios Gram-negativos que causam doenças periodontais. **Cao et al. (1998)** analisaram artigos publicados sobre os efeitos e mecanismos dos medicamentos à base de plantas na doença periodontal. Em particular, foram estudadas em série duas modificações de uma antiga receita composta, Guchiwan (comprimidos para firmar os dentes) e Guchigao (extrato para firmar os dentes).[5]

**Cai et al.(2000)** demonstraram o efeito inibidor do crescimento do extrato metanólico de Diospyroslycioides em agentes patogénicos orais que podem causar doenças periodontais. **Reddy et al.(2000)** explicaram que o efeito dos remédios à base de plantas para as doenças periodontais pode ser reforçado pela utilização de probióticos utilizando géneros como as bactérias Lactobacillus e Propioni. **Chan et al.(2003)** avaliaram os efeitos dos medicamentos à base de plantas no tratamento de doenças periodontais. Três composições de ervas chinesas amplamente utilizadas para doenças periodontais foram testadas quanto à sua capacidade de retardar a progressão da periodontite experimental em hamsters, inibir o crescimento bacteriano e induzir mutações. **Behl et al. (2004)** desenvolveram uma formulação de ervas sinérgica composta por fracções activas de extrato de Azadirachta indica, Citrullus colocynthis e Cucumis sativuse e um transportador ou aditivo. **Greve et al.(2005)** descreveram a utilização da verbena (Verbena officinalis, Verbenaceae) e da erva-cidreira (Plantago lanceolata / P. angustifolia, Plantaginaceae), quer isoladamente, quer como uma mistura destas duas ervas ou dos seus constituintes ou extractos.[5]

**Zhu (2006)** descreveu uma preparação herbácea chinesa para o tratamento da periodontite, que consiste em flor de lã (18-25%), rehmanria seca (11-18%), alcaçuz (3-7%), carapaça de tartaruga de água doce (11-17%), fruto de dogwood (7-15%), semente de dodder (4-11%), Derla e rographis (4-12%) e erva violeta de Tóquio (8-15%). Em 2006, **Kim et al.** forneceram um extrato de mistura de ervas de Pleurotus eryngii, Acanthopanacis Cortex e Notoginseng Radix e uma composição para prevenção e tratamento da doença periodontal. **Garrett *et al.*** administraram um veículo biodegradável de fibras de colagénio.[5]

**Piramal et al. (2008)** descreveram uma composição para tratamento e prevenção de doenças periodontais utilizando uma formulação bioadesiva que inclui curcuminóides como agente ativo.[5]

**Em 2009,** foi conduzido **um ensaio clínico de fase II (NCT00731432)** para avaliar a eficácia de um adesivo periodontal à base de plantas trans-mucoso na redução da inflamação gengival em pacientes diabéticos. O estudo estava a ser patrocinado pela Izun Pharma Ltd, Nova Iorque, EUA.[5]

Além disso, os bisfosfonatos têm sido cada vez mais utilizados para uma série de doenças orais do esqueleto. Os bisfosfonatos são atualmente utilizados para tratar doenças tão variadas como perturbações esqueléticas hereditárias em crianças, osteoporose pós-menopáusica e induzida por glucocorticóides (GIO) e metástases ósseas em doentes com doenças malignas.

As alterações significativas obtidas com a aplicação local de medicamentos inspiraram novos trabalhos de investigação. Todos os anos são efectuados vários estudos para avaliar e julgar a eficácia das técnicas recentemente introduzidas e das diferentes técnicas de aplicação de medicamentos administrados localmente. De acordo com os requisitos, os fármacos administrados localmente são sujeitos a melhores resultados.

# LÓGICA / PRINCÍPIO DA ADMINISTRAÇÃO LOCAL DE MEDICAMENTOS

A utilização de antimicrobianos sistémicos como parte da terapia no tratamento das doenças periodontais foi aceite como terapia adjuvante durante décadas. Entre as várias vias de administração de fármacos, a via oral é talvez a mais preferida pelo doente e pelo clínico. No entanto, a administração oral de fármacos tem desvantagens como o metabolismo hepático de primeira passagem e a degradação enzimática no trato gastrointestinal, que proíbem a administração oral de certas classes de fármacos, especialmente péptidos e proteínas.[6]

A presença de saliva associada à deglutição, mastigação e fonação actua no sentido de lavar a maior parte do fármaco do local de aplicação, resultando num curto tempo de retenção das formas de dosagem e, consequentemente, numa baixa eficácia terapêutica. Por estas razões, as formas de dosagem inovadoras para administração oral local de medicamentos devem ser capazes de ultrapassar os vários inconvenientes seguintes -[6]

1. Perda rápida do fármaco do local de absorção por eliminação salivar e stress mecânico.[6]

2. A distribuição não uniforme dos fármacos na saliva aquando da libertação dos sistemas de distribuição, o que implica que certas zonas da cavidade oral podem não receber níveis terapêuticos de fármacos.[6]

3. Fraca adesão do doente devido a um sabor e sensação desagradáveis na boca.[6]

4. A permeabilidade relativa da mucosa oral e a potencial região de barreira à absorção de fármacos.[6]

Assim, os sistemas de administração local de medicamentos e os novos sistemas potenciais de administração local bioadesivos estão a evoluir.[6]

A colocação local de antibióticos reduz o risco de desenvolvimento de populações microbianas resistentes aos medicamentos em locais do corpo não orais. Vários estudos concluíram que, em situações clínicas específicas, como em pacientes com bolsas profundas, pacientes com doenças progressivas ou activas ou com perfis microbiológicos específicos, a terapêutica antimicrobiana adjuvante da destartarização e do alisamento radicular pode ser clinicamente relevante. No entanto, não existe um protocolo claro para a utilização de antibióticos, o que pode dever-se às propriedades específicas do biofilme, que tornam os agentes patogénicos periodontais subgengivais mais difíceis de atingir, pelo que é altamente desejável o desenvolvimento de estratégias especificamente concebidas para tratar a microflora subgengival, enquanto biofilme.[7]

Uma via local de administração de fármacos pode atingir concentrações 100 vezes mais elevadas de um agente antimicrobiano em locais subgengivais, em comparação com um regime de fármacos sistémico.[7]

# TERMINOLOGIAS

Terminologias que se aplicam aos medicamentos que são colocados diretamente na região subgengival. Alguns dos termos são sinónimos, enquanto outros, na verdade, têm significados e implicações terapêuticas muito diferentes.[3] As terminologias frequentemente aplicadas são as seguintes:-.

<u>Direcionada</u> - A entrega de agentes refere-se a células específicas.[3]

<u>Entrega local</u> - Entrega mais específica ou orientada[3]

<u>Fornecimento específico do local</u> - Fornecimento <u>orientado</u>[3]

(Os termos "local" e "específico do local" são utilizados como sinónimos de "targeted delivery" e não implicam a mesma especificidade a nível celular que o termo "targeted delivery").[8]

<u>Libertação controlada ou Libertação controlada</u> - Libertação lenta de um fármaco para uma disponibilidade mais prolongada e uma ação sustentada do fármaco.[3]

<u>Libertação sustentada, libertação prolongada, libertação temporizada, libertação lenta, ação sustentada, ação prolongada ou ação prolongada</u> - Formas de dosagem ou sistemas de distribuição[3]

<u>Tópica</u> - Refere-se basicamente à administração de um agente a uma superfície exposta; por exemplo, antibióticos tópicos para a acne ou enxaguamentos antimicrobianos tópicos para controlo da placa bacteriana e da gengivite.[8]

<u>Dispositivos de administração local</u> - Os sistemas concebidos para administrar agentes localmente na bolsa periodontal, mas sem qualquer mecanismo para reter os níveis terapêuticos durante um período de tempo prolongado.[3]

<u>Dispositivos de libertação local controlada</u> - As tecnologias de libertação controlada, para assegurar concentrações terapêuticas do antimicrobiano na área subgengival durante pelo menos 3 dias após uma única aplicação.[3]

<u>CIM (Concentração Inibitória Mínima)</u>-!!! é a concentração mais baixa de um medicamento que inibe o crescimento visível de um microrganismo após incubação

nocturna.[8]

# PARÂMETROS FARMACOCINÉTICOS

Para atingir os objectivos farmacológicos de um agente administrado localmente, **Greenstein e Tonetti (2000)** propuseram os seguintes três parâmetros farmacocinéticos para a administração local de medicamentos.[6]

## 1. Local de ação

O medicamento deve atingir o local de ação desejado. A administração local de medicamentos tem como alvo as bactérias na bolsa periodontal, na parede de tecido mole da bolsa, no cemento exposto ou na dentina radicular.[6]

## 2. Concentração adequada

As experiências com biofilmes indicaram que as concentrações inibitórias mínimas dos agentes antimicrobianos são pelo menos 50 vezes (ou mesmo 210 000 vezes) superiores às das bactérias que crescem em condições planctónicas, uma vez que os agregados altamente organizados de bactérias aderentes (biofilmes) podem prejudicar a difusão ou inativar os agentes farmacológicos.[6]

## 3. Duração suficiente do tempo

Quando um fármaco atinge o local de ação numa concentração eficaz, deve permanecer no local o tempo suficiente para que o(s) efeito(s) farmacológico(s) ocorra(m). A duração da exposição necessária depende do mecanismo pelo qual o agente antimicrobiano inibe ou destrói as bactérias-alvo; por exemplo, a clorexidina, um agente bactericida, mata os microrganismos ao comprometer a integridade da membrana celular e requer um tempo de exposição mais curto do que um agente bacteriostático, como a tetraciclina, que inibe a síntese proteica. Assim, para que um agente antimicrobiano actue contra os microrganismos visados, é necessário um tempo de contacto adequado entre o medicamento e o micróbio.

Os estudos sugerem que o período crítico de exposição da bolsa a um agente antibacteriano é de 7 a 10 dias.[9]

**Desobstrução periodontal-**

As propriedades farmacocinéticas do fármaco escolhido para a administração local devem ser tais que a sua taxa de eliminação periodontal seja lenta e tenha aumentado nos tecidos periodontais.

O fluido crevicular gengival é um transudado sérico alterado que se encontra no sulco gengival. Estima-se que o fluido presente numa bolsa periodontal de 5 mm é substituído cerca de 40 vezes por hora. Assim, se um agente antimicrobiano for colocado subgengivalmente, a sua concentração local é rapidamente reduzida.[9]

**Substantividade**

Refere-se à propriedade de uma substância de se ligar aos tecidos moles e/ou duros da bolsa, estabelecendo assim um reservatório de fármaco que é libertado lentamente ao longo de um período de tempo. É estabelecido um equilíbrio entre o medicamento ligado e o medicamento livre na bolsa e, à medida que a concentração do agente antimicrobiano livre diminui através da depuração do fluido crevicular, o medicamento ligado é gradualmente libertado numa forma biologicamente ativa. Com base num volume de bolsa assumido de 0,5 ml e numa taxa de fluxo de fluido gengival de 20 µl/hora, estimou-se que o tempo de meia vida de um medicamento não aglutinante colocado numa bolsa é de cerca de um minuto. Assim, a colocação do fármaco em vários veículos ou dispositivos, antes da colocação na bolsa periodontal, aumenta [9] substantividade.

A barreira de permeabilidade da mucosa oral é atribuída principalmente a materiais intercelulares derivados dos chamados grânulos de revestimento da membrana (MCGs), que se encontram nas camadas celulares intermédias dos epitélios queratinizados e não queratinizados (Figura 1). As medições da permeabilidade sugeriram que diferentes substâncias podem permear o epitélio oral a taxas diferentes, dependendo da natureza química da molécula e das caraterísticas histológicas do tecido que está a ser atravessado.[6]

Duas vias principais parecem estar implicadas na difusão passiva através dos tecidos membranosos: a via intracelular (ou transcelular) e a via intercelular (ou paracelular) (Figura 1 B). Um único fármaco pode permear através da mucosa oral, utilizando ambas as vias simultaneamente, mas a via que oferece a menor resistência à penetração é normalmente preferida, dependendo das propriedades físico-químicas dos fármacos.[9]

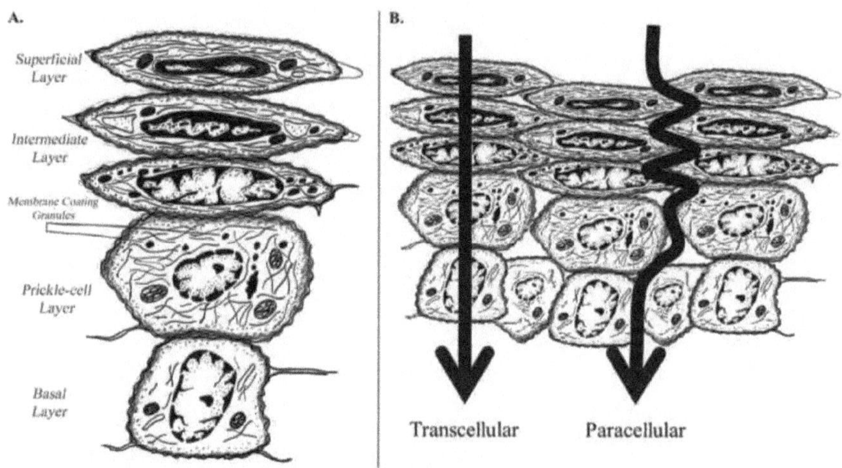


***Figura-1*** *(A) Caraterísticas ultra-estruturais do epitélio bucal oral. Os grânulos de revestimento da membrana tornam-se evidentes microscopicamente na camada de células espinhosas, aproximadamente no ponto médio do epitélio. (B) Vias de transporte de fármacos através do epitélio oral.*

***Fonte da imagem:-***

*Paderni C, Compilato D, Giannola LI, Campisi G. Administração local de medicamentos por via oral e novas perspectivas na formulação de medicamentos por via oral. Cirurgia oral, medicina oral, patologia oral e radiologia oral. 2012 Sep 30;114(3):e25-34.*

# CLASSIFICAÇÃO DA ADMINISTRAÇÃO LOCAL DE MEDICAMENTOS

## - Com base na aplicação (Rams e Slots, 1996)[10]

### 1. *Aplicação pessoal (no domicílio do doente)*

(A.) <u>Administração subgengival não sustentada de medicamentos -</u> Sistema de medicamentos que não se prolonga por um período de tempo alargado.

- Irrigação oral domiciliária

- Dicas de jactos de irrigação oral doméstica

- Pontas de jato tradicionais

- Irrigação oral (water pik)

- Pontas de borracha macia em forma de cone (pik pocket)

(B.) <u>Administração subgengival sustentada de medicamentos -</u> Sistema de medicamentos concebido para obter um efeito terapêutico prolongado através da libertação contínua de medicamentos durante um período de tempo alargado após a administração de uma dose única.[2]

### 2. *Aplicado profissionalmente (em consultório dentário)*

(A.) Administração subgengival não sustentada de medicamentos

- Irrigação de bolso profissional

(B.) Administração sustentada de medicamentos subgengivais

- Dispositivos de libertação controlada

- Fibras ocas

- Tubagem de diálise

- Tiras

- Filmes

## - Com base na duração da libertação do medicamento (Greenstein e Tonetti 2000)[6]

"} 

(A.) Dispositivos de libertação prolongada - Concebidos para administrar o medicamento durante menos de 24 horas

(B.) Dispositivos de libertação controlada - Concebidos para proporcionar uma libertação do fármaco que exceda, pelo menos, 1 dia ou durante, pelo menos, 3 dias após a aplicação (Kornman 1993)

**- <u>Dependendo da degradabilidade</u>**

1. Dispositivos não degradáveis (primeira geração)

2. Dispositivos degradáveis (segunda geração)

Os vários sistemas de administração de medicamentos para o tratamento da periodontite são: fibras, películas, sistemas injectáveis, géis, tiras, compactos, sistema vesicular, micropartículas e nanopartículas.

# TIPOS DE DISPOSITIVOS DE ADMINISTRAÇÃO LOCAL DE MEDICAMENTOS

A administração local de um agente antimicrobiano diretamente na bolsa periodontal abriu uma nova perspetiva para a gestão da doença periodontal, que pode ser realizada através de vários métodos, como se segue:

**⁻ Sistemas poliméricos de libertação controlada de fármacos com base no seu mecanismo de ação (Langer e Peppas 1989)[11]**

**Sistemas controlados por difusão** - Basicamente, o processo de difusão mostra o movimento de moléculas de fármaco de uma região de maior concentração para uma de menor concentração. O fluxo do fármaco J (em quantidade / área-tempo), através de uma membrana no sentido da diminuição da concentração é dado pela lei de Fick.

**J= - D dc/dx.**

**D = coeficiente de difusão em área/tempo**

**dc/dx = variação da concentração "c" com a distância "x**

(a)  Matrizes - Foram investigados vários polímeros como matrizes (monolíticas) para a administração de tetraciclina nas bolsas periodontais.

(b)  Reservatórios - A utilização de fibras, ou dispositivos semelhantes a fios, para a libertação sustentada de fármacos na bolsa periodontal foi o primeiro dispositivo de reservatório introduzido por Goodsonet al. utilizando tubos de diálise de acetato de celulose (diâmetro de 250 μm) para administrar cloridrato de tetraciclina sólido na bolsa periodontal. Foi administrado um comprimento adequado de tubo através da colocação na abertura da bolsa periodontal e da aplicação de uma ligeira pressão para o inserir abaixo da margem gengival.

**2.  Sistemas quimicamente controlados** - Neste sistema, a molécula do fármaco está quimicamente ligada à espinha dorsal do polímero.

(a)  Sistemas erodíveis

(b)  Sistemas de correntes pendentes

**3. Sistemas activados por solventes** - Sistema controlado osmoticamente Membrana semipermeável na qual a pressão osmótica diminui o gradiente de concentração, o que leva ao movimento interno do fluido.

(a) Sistemas osmóticos

(b) Sistemas de controlo do inchaço

**⁻ O Sistema de Libertação Local de Libertação Controlada é classificado como (Kornman 1993)[3]**

**1. Reservatórios sem um sistema de controlo da taxa**, como fibras ocas, géis e tubos de diálise.

**Materiais bio-adsorvíveis** - Vários materiais dentários biodegradáveis são potenciais transportadores de fármacos para utilização na bolsa intraperiodontal. Larsonet al. investigaram materiais bioabsorvíveis contendo doxiciclina como possíveis transportadores de fármacos para erradicar a flora bacteriana da bolsa. Estes materiais incluíam gaze hemostática composta por celulose regenerada oxidada (Surgicel), um penso de colagénio (CollaCote) e um selante de fibrina (Tissell). Estes materiais bioabsorvíveis foram comparados com películas de polietilmetacrilato não biodegradáveis contendo doxiciclina. Larson et al. referiram que as propriedades físicas das tiras de polietileno-metacrilato não degradáveis se alteravam quando incubadas em soro. A superfície destas películas amoleceu e dissolveu-se ligeiramente, com o risco subsequente de evocar uma resposta inflamatória. No entanto, as películas Surgicel em 0,5 ml de soro incharam e dissolveram-se durante um período de 2 semanas sem risco aparente de consequências imunológicas, devido à sua natureza bio-absorvível.[12]

**2. Reservatórios com um sistema de controlo da taxa**, como matrizes poliméricas erodíveis, membrana polimérica microporosa, matrizes monolíticas e partículas de fármaco revestidas.

As microcápsulas estão também a ser utilizadas para a administração de agentes antibacterianos encapsulados no tratamento da doença periodontal. Trata-se de dispositivos reservatórios poliméricos de dissolução controlada, que podem fornecer o seu conteúdo com uma libertação prolongada no fluido salivar ou crevicular. Foram propostas microcápsulas preparadas a partir de copolímeros de ácido lático/ácido glicólico para a administração de tetraciclina e minociclina.[12]

**- Com base no tipo de terapia (Rams e Slots 1996)[10]**

**A. APLICADO PESSOALMENTE (CUIDADOS DOMICILIÁRIOS DOS DOENTES)**

1.  Não sustentado (irrigação oral)

2.  Sustentado (não desenvolvido até à data)

**B. APLICADO PROFISSIONALMENTE (NO CONSULTÓRIO DENTÁRIO)**

1.  Não sustentado (irrigação supra e subgengival)

2.  Sustentado (dispositivo de libertação controlada)

**- Com base na degradabilidade do dispositivo (Soskolne WA, 1997)[13]**

**A. DEGRADÁVEIS -** Os sistemas de libertação degradáveis sofrem erosão ou dissolvem-se na fenda gengival, pelo que não é necessário removê-los após o tratamento. A libertação do fármaco ocorre por erosão ou dissolução e por difusão do fármaco através da matriz. A contribuição de cada um destes mecanismos para a taxa global de libertação pode ser variada. O perfil de libertação sustentada pode ser concebido através da manipulação adequada de um ou mais mecanismos de libertação. As caraterísticas são as seguintes :

-   Melhor adesão dos doentes

-   É necessária uma única visita

**B. NÃO DEGRADÁVEL-As** primeiras descrições de um dispositivo de administração intrabolsa com matriz não biodegradável surgiram em 1982. Addy e colaboradores descreveram a utilização de películas de matriz de polimetilmetacrilato (Ortho-resina) para a administração intrabolsa de tetraciclina, metronidazol e clorhexidina.

Maior controlo sobre o tempo de exposição do ambiente da bolsa ao medicamento.[12]

\-    **Com base na forma de dosagem (Soskolne WA, 1997)** [13]

\-    Os dispositivos foram desenvolvidos em três grandes formas de dosagem:

a.    **Fibras, por exemplo,** tetraciclina

b.    **Películas/placas, por exemplo,** pastilha de clorexidina

1.    Películas não degradáveis

2.    Dispositivos degradáveis

c.    **Sistemas injectáveis, por exemplo,** Minociclina

A injeção de um sistema de administração na bolsa tem várias vantagens. Trata-se de um procedimento relativamente simples, com pouco ou nenhum desconforto associado. A formulação inicialmente fluida, que é necessária para a sua utilização com uma seringa, permite que a formulação tenha acesso a toda a bolsa. Para ser retida na bolsa, a formulação teria de se transformar num semi-sólido ou sólido pegajoso, de modo a impedir a sua remoção pelo fluxo do FGC.[12]

\-  **Com base na duração da ação (Greenstein & Tonetti 2000)** [6]

A. **DISPOSITIVOS DE LIBERTAÇÃO PROLONGADA**

\-    Duração da libertação do fármaco inferior a 24 horas

\-    Exigir várias aplicações

\-    Seguir a cinética de primeira ordem

B. **DISPOSITIVOS DE DISTRIBUIÇÃO CONTROLADA**

\-    A duração da libertação do fármaco é superior a 24 horas

\-    Administrado uma vez E Seguir cinética de ordem zero.

# DISPOSITIVOS DE DISTRIBUIÇÃO

Foi concebida uma grande variedade de sistemas especializados de administração local (ou seja, dispositivos intrabolsa) para manter o antibiótico no FGC a uma concentração superior à Concentração Inibitória Mínima (CIM). Os vários sistemas de administração local de fármacos utilizados no tratamento da periodontite crónica incluem: fibras, película, sistemas injectáveis, géis, tiras e compactos, sistemas vesiculares, sistemas de micropartículas e sistemas de nanopartículas.[15]

## Fibras

As fibras monolíticas que contêm tetraciclina, utilizando diferentes acrílicos como o polietileno, o polipropileno, a policaprolactona, o propionato de celulose de poliuretano (fibras ocas de acetato de celulose) e o acetato de etileno e vinilo (EVA), foram inicialmente desenvolvidas e testadas por Goodson.[14]

**Fibras ocas** - Fibras ocas preenchidas com um agente terapêutico em que o agente é libertado simplesmente por difusão através da parede do reservatório. Estas fibras libertaram tetraciclina a uma taxa de primeira ordem, com 95% do fármaco libertado nas primeiras 2 horas. Os primeiros dispositivos de libertação de Goodson envolviam fibras ocas de acetato de celulose preenchidas com tetraciclina.[14,15]

**Fibras de acetato de etileno vinilo (fibras de EVA)** - Após constatar o fraco controlo da libertação do fármaco a partir de fibras ocas, Goodson avaliou a libertação de tetraciclina incorporada em diferentes polímeros, tais como polietileno, polipropileno, policaprolactona, poliuretano, propionato de acetato de celulose e acetato de etileno vinilo (EVA).As fibras de EVA contendo 25% de cloridrato de tetraciclina, comercializadas sob a marca Actisite (Alza Corporation, EUA), foram colocadas circunferencialmente nas bolsas com um aplicador e fixadas com adesivo de cianoacrilato.[12]

As fibras de tetraciclina **ACTISITE** foram aprovadas para o tratamento da periodontite em adultos pela Food and Drug Administration (FDA) dos Estados Unidos. Trata-se de um copolímero plástico (etileno e acetato de vinilo) não reabsorvível, biologicamente inerte e seguro, carregado com 25% p/p de pó de tetraciclina HCL, embalado sob a forma de um fio de 0,5 mm de diâmetro e 23 cm de comprimento. Mantém concentrações constantes de fármaco ativo no fluido crevicular gengival superiores a 1000 µg/ml durante um período de 10 dias.[14,15]

**<u>Filmes</u>**

Higashi et al. desenvolveram películas feitas de Eudragit® L e Eudragit® S, dois polímeros solúveis em água de poli (ácido metacrílico - co-metil metacrilato), e Eudragit® RL, um polímero não solúvel em água de poli (metacrilato de etilo - co-clorotrimetil amónio - metil metacrilato), para a administração de clindamicina.[14]

Steinberg et al. desenvolveram dispositivos de libertação sustentada compostos por uma gelatina de peixe reticulada (proteína Byco) contendo diacetato de clorexidina ou cloridrato de clorexidina. O perfil de libertação in vitro da clorexidina a partir destas películas degradáveis depende da quantidade de clorexidina incorporada na película, da densidade de reticulação do polímero e do sal de clorexidina utilizado. O tempo de libertação total do fármaco é curto e varia entre 4 e 80 horas.[15]

Foi desenvolvida e comercializada uma película composta por gelatina hidrolisada reticulada e glicerina para administração local de digluconato de clorexidina sob a marca registada Periochip (Perio Products Ltd, Jerusalém, Israel).[14]

**<u>Sistemas injectáveis</u>**

Foram avaliados dois tipos de sistemas de administração injectáveis no tratamento de doenças periodontais - micropartículas biodegradáveis e géis.

**<u>Géis</u>** - Foram descritos sistemas de gel mucoadesivo contendo metronidazol concebidos para o tratamento periodontal e baseados em hidroxietilcelulose, Carbopol 974P e Polycarbophil. Uma formulação de gel mucoadesivo à base de Carbopol a 4% contendo 1% de cloridrato de clindamicina foi avaliada in vivo na flora microbiana de bolsas periodontais com profundidade superior a 5 mm. Os géis ativo e placebo foram inseridos uma vez por semana durante 2 semanas em locais que receberam raspagem subgengival e alisamento radicular.[14]

Um veículo injetável semelhante a um lípido, à base de mono-oleato de glicerol e óleo de sésamo, contendo 25% de lpMetronidazol (Elyzol) (Dumex-Alpharma, Copenhaga, Dinamarca), ficou disponível com provas de eficácia.

As formulações em gel contendo 2% de minociclina foram comercializadas sob várias marcas comerciais: Periocline (Sunstar Co. Ltd., Osaka, Japão) e Dentomycin (Lederle Laboratories, Reino Unido). A mucoadesão é um fenómeno complexo e foram sugeridas várias etapas na formação da ligação mucoadesiva. O primeiro passo é o espalhamento, a humidificação e a dissolução do polímero mucoadesivo na interface. O segundo passo é o emaranhamento mecânico ou físico entre o polímero e a camada de muco da superfície do tecido, resultando numa camada de interpenetração. As ligações de hidrogénio e as interações hidrofóbicas são as mais desejáveis no desenvolvimento de sistemas mucoadesivos, uma vez que as ligações primárias fortes (por exemplo, ligações covalentes e ligações iónicas) podem causar danos irreversíveis na superfície da mucosa.[14,15]

### Sistema de gel bioadesivo introduzido em

Os sistemas de distribuição bioadesivos podem melhorar a terapêutica oral da doença periodontal e das lesões da mucosa. Em 1996, Jones e colaboradores desenvolveram um sistema bioadesivo semi-sólido e polimérico baseado em hidroxil etil celulose (HEC) e polivinil pirrolidona (PVP) contendo tetraciclina para o tratamento de doenças periodontais. A goma xantana apresentou o tempo de adesão mais prolongado na mucosa oral (153-5 min), seguida do poli (óxido de etileno) (89-3 min) e do quitosano (42-6 min), sendo todos estes tempos significativamente diferentes entre si.[15] Chlosite é um agente contendo 1,5% de clorexidina do tipo xantana. O gel de xantana é um polímero sacarídeo, que constitui um mecanismo de malha tridimensional, que é biocompatível com a clorexidina. O gel desaparece da bolsa no prazo de 10 a 30 dias após a injeção e a concentração eficaz de clorexidina contra os microrganismos é estabelecida durante pelo menos 15 dias na região. Tanto a clorexidina como a matriz do gel são mucoadesivas, pelo que se fixam no interior das bolsas e não são facilmente removidas pelo fluido gengival ou pela saliva. Foi preparado um gel plurónico a 20%

p/p (tetraciclina a 3% p/p, aerossol a 1,0% p/p e serração peptidase a 0,5% p/p) com base no peso, utilizando o método a frio. A viscosidade e a bioadesividade aumentaram com um aumento da concentração de Aerosol. A libertação de tetraciclina foi mantida à medida que a concentração de aerossol aumentava. Vários parâmetros clínicos confirmaram a aceitabilidade e a eficácia deste sistema de gel.[14]

**Tiras e compactos**

Em 1990, Larsen estudou a libertação in vitro de doxiciclina a partir de diferentes materiais bioabsorvíveis e tiras de acrílico. Os materiais absorvíveis utilizados neste estudo incluíam Surgicel, uma gaze hemostática feita de celulose regenerada oxidada, CollaCote, um penso de colagénio para feridas, e Tissell, um selante de fibrina. A carga de doxiciclina foi de 40% (w/w) para todas as formulações. O Surgicel produziu concentrações muito elevadas, acima de 250 mg/ml, durante todo o estudo. As propriedades físicas da tira acrílica alteraram-se no soro, onde a superfície da tira foi dissolvida. Mesmo a remoção da tira após a terapia pode causar danos ao tecido em regeneração no local. Este risco é evitado quando se utilizam materiais bio-absorvíveis. As tiras contendo 25% de cloridrato de tetraciclina ou metronidazol como matriz de polímero biodegradável mostraram uma libertação sustentada durante 4±5 dias, com um efeito de rebentamento significativo ao dia. Uma tira de libertação controlada com o código PT-01 e feita de poli (ácido metacrílico) e hidroxipropilcelulose contendo 10% de ofloxacina foi relatada por Kimura et al. 1991.[14]

**Sistema vesicular**

Foi concebido um sistema lipossómico para imitar as biomembranas em termos de estrutura e comportamento, tendo sido intensamente investigado para combater os biofilmes periodontais. Pensou-se que o direcionamento das vesículas para películas adsorvidas de bactérias se devia à interação dos polímeros de superfície do "glicocálix" bacteriano com vesículas que incorporam lípidos com grupos de cabeça poli-hidroxi. Verificou-se que a adsorção de vesículas catiónicas sobre biofilmes de bactérias associadas à pele Staphylococcus epidermidis, com lipossomas contendo Con A succinilado de carga negativa (proteolipossomas), é eficaz para a administração de

28

triclosan. O triclosan é um bactericida muito eficaz, pouco solúvel em água, mas capaz de ficar retido nas bicamadas lipossómicas. Mesmo após exposições muito curtas, as vesículas contendo Con A succinilado são retidas pelas bactérias, acabando por libertar o triclosan no interior das células para provocar a seleção selectiva dos agentes patogénicos invasores.[14]

## Sistema de micropartículas

Trata-se de dispositivos poliméricos com reservatório de dissolução controlada, que podem fornecer o seu conteúdo com um perfil de libertação prolongada no fluido salivar ou crevicular. Foram propostas microcápsulas preparadas a partir de copolímeros de ácido lático/ácido glicólico para a administração de tetraciclina e minociclina. Foram formuladas microesferas de PLGA contendo minociclina, que foram utilizadas para a eliminação de Porphyromonas gingivalis da bolsa periodontal e conduziram à redução da profundidade da bolsa periodontal em periodontites crónicas. Foram preparadas micropartículas de ácido poli (dl-lático-coglicólico) (PLGA) contendo base livre de clorexidina, di-gluconato de clorexidina e a sua associação ou complexo de inclusão com metil-beta-ciclodextrina (HPBCD) com emulsão simples, técnica de evaporação de solvente. Este sistema incluía hidroxipropilcelulose (HPC) e copolímero de ácido metacrílico S (MACS) como material de base e ofloxacina, um derivado superior de piridona quinolona, como fármaco a ser administrado. Este produto actuou de forma bifásica, primeiro com libertação rápida de ofloxacina a partir do HPC, seguida de libertação lenta a partir do MACS. Recentemente, para regenerar os tecidos periodontais, foi desenvolvida uma membrana em sanduíche composta por uma estrutura de esponja de colagénio e microesferas de gelatina contendo o fator de crescimento dos fibroblastos básicos (bFGF) num sistema de libertação controlada, tendo os resultados sido significativos na redução das bolsas.[12,14]

## Sistema de nanopartículas

As nanopartículas (incluindo nanoesferas e nanocápsulas de tamanho 10-200 nm) encontram-se no estado sólido e são amorfas ou cristalinas. São capazes de absorver e/ou encapsular um fármaco, protegendo-o assim contra a degradação química e enzimática.

O sistema nanoparticulado oferece várias vantagens em comparação com as microesferas, micropartículas e sistemas de administração baseados em emulsão, incluindo uma elevada dispensabilidade num meio aquoso, uma taxa de libertação controlada e uma maior estabilidade. Estes sistemas reduzem a frequência de administração e proporcionam ainda uma distribuição uniforme do agente ativo durante um período de tempo prolongado. As nanopartículas biocompatíveis compostas por metacrilato de 2-hidroxietilo (HEMA) e dimetacrilato de polietilenoglicol (PEGDMA) podem ser utilizadas como um sistema de administração de fármacos para aplicações dentárias. Vários estudos avaliaram a eficácia das nanopartículas nas doenças periodontais.

# VANTAGENS

## DE ADMINISTRAÇÃO LOCAL DE MEDICAMENTOS

O desenvolvimento de vários métodos de administração dos agentes terapêuticos, como a irrigação intrabolsa e vários sistemas de administração controlada, oferece as seguintes vantagens possíveis[14] :

1. Fornece o medicamento numa concentração eficaz durante um período de tempo suficiente sem causar qualquer efeito secundário.

2. Esta via pode utilizar agentes antimicrobianos não adequados para administração sistémica, tais como várias soluções anti-sépticas de largo espetro, como a clorexidina.

3. A super-infeção e a resistência aos medicamentos são raras.

4. O potencial da colocação diária de medicamentos nas bolsas periodontais, como parte de um procedimento de autocuidado em casa, pode ser realizado por um paciente cumpridor.

5. Reduz os potenciais problemas de adesão do doente, por vezes observados durante a terapêutica sistémica.

6. A administração local de antibióticos constitui uma alternativa para o tratamento de mulheres com propensão para super-infecções vaginais e para indivíduos predispostos a complicações gastrointestinais (colite ulcerosa) ou a outras reacções adversas da administração sistémica.

7. Eficaz em pacientes em terapia de manutenção periodontal ou tratamento periodontal de apoio.

# DESVANTAGENS DA ADMINISTRAÇÃO LOCAL DE MEDICAMENTOS

Apesar dos sucessos clínicos relatados, as formulações de administração local de medicamentos atualmente disponíveis apresentam desvantagens, incluindo[16] :

1. Dificuldade em colocar a concentração terapêutica do agente antimicrobiano nas partes mais profundas das bolsas periodontais e lesões de furca.

2. Demora muito tempo

3. Trabalho intensivo

4. Duração mais curta da exposição dos microrganismos visados ao agente antimicrobiano aplicado na administração local não sustentada.

5. A aplicação local de agentes antimicrobianos nas bolsas periodontais não afectou marcadamente os agentes patogénicos periodontais que residem nos tecidos conjuntivos gengivais adjacentes, na língua, nas amígdalas e na mucosa bucal. Assim, isto aumenta o risco de reinfeção posterior e de recorrência da doença nas áreas tratadas.

6. O procedimento de autocuidado em casa é frequentemente comprometido devido à falta de destreza manual adequada do paciente, à compreensão limitada da anatomia periodontal e ao fraco cumprimento e desempenho dos procedimentos recomendados.

# INDICAÇÕES DE ADMINISTRAÇÃO LOCAL DE MEDICAMENTOS

Os fármacos administrados localmente não se destinam a substituir a terapia mecânica, pelo que não podem ser considerados como um substituto dos métodos convencionais testados ao longo do tempo para o tratamento das doenças periodontais. No entanto, a utilização de fármacos administrados localmente pode ser vantajosa nas seguintes situações[17] :

1.  Como adjuvante da destartarização e alisamento radicular.

2.  Nos doentes com periodontite moderada, estes doentes receberiam uma terapia não cirúrgica para travar a doença periodontal e limitar a extensão da intervenção cirúrgica necessária no futuro.

3.  Bolsas periodontais profundas localizadas que não respondem à destartarização e ao alisamento radicular.

4.  Utilizado em pacientes que sofrem de periodontite recorrente ou refractária.

5.  Locais com abcesso periodontal lateral agudo (em vez de antibióticos sistémicos).

6.  Doentes clinicamente comprometidos em que a terapêutica cirúrgica é contra-indicada ou evitada por qualquer motivo.

7.  Como adjuvante de procedimentos regenerativos periodontais.

8.  Utilizado em doentes em terapia de manutenção periodontal ou em tratamento periodontal de apoio.

# CONTRA-INDICAÇÕES DA ADMINISTRAÇÃO LOCAL DE MEDICAMENTOS

Várias modalidades utilizadas para transmitir agentes antimicrobianos para a bolsa periodontal, como o enxaguamento, a irrigação e a aplicação local do medicamento no local da infeção, estão contra-indicadas nas seguintes situações[17] :

1. Doentes alérgicos a qualquer componente do sistema local de administração do medicamento.

2. Em doentes grávidas ou lactantes, quando se sabe que o medicamento utilizado tem efeitos nocivos para o feto/bebé.

3. Múltiplos locais de doença que não respondem (bolsas).

# TIPOS DE MEDICAMENTOS ADMINISTRADOS LOCALMENTE

## TETRACICLINAS

As tetraciclinas são antibióticos de largo espetro. O grupo inclui a tetraciclina, a oxitetraciclina, a doxiciclina e a minociclina. As tetraciclinas actuam através da inibição da síntese proteica após a sua absorção em organismos susceptíveis por transporte ativo.[18]

As tetraciclinas são consideradas agentes bacteriostáticos, mas podem ter um efeito bactericida em concentrações elevadas. As tetraciclinas são geralmente administradas por via oral. A absorção a partir do trato gastrointestinal é bastante rápida, mas quantidades significativas são retidas no intestino. A concentração máxima no plasma é atingida 2-4 horas após a administração oral.

As tetraciclinas estão amplamente distribuídas nos tecidos e também entram no líquido cefalorraquidiano. Como se quelatam com iões de cálcio, localizam-se nos ossos e nos dentes. As tetraciclinas são excretadas na urina e nas fezes, mas principalmente através dos rins. A doxiciclina e a minociclina são eliminadas nas fezes após excreção biliar.[17]

A administração localizada do antibiótico tetraciclinas diretamente na bolsa periodontal pode exercer um efeito bactericida devido à sua capacidade de causar alterações na membrana citoplasmática. Isto pode resultar na fuga de nucleótidos e outros componentes da célula bacteriana e resultar na sua morte.[18]

## ADMINISTRAÇÃO SUBGENGIVAL DE TETRACICLINA

Os fármacos do grupo das tetraciclinas, incluindo a tetraciclina, a minociclina e a doxiciclina, foram incorporados numa série de veículos de administração, como copolímeros plásticos não reabsorvíveis, polímeros biodegradáveis e microesferas. Na fase inicial de desenvolvimento, foram também testados para administração de tetraciclina meios viscosos semi-sólidos, dispositivos ocos, como tubos de diálise, e dispositivos sólidos, como tiras de acrílico, colagénio ou tiras de ácido poli-OH-butírico. Os primeiros dispositivos de administração foram desenvolvidos pelo **Dr. J. Max Goodson**, que utilizou fibras ocas de acetato de celulose preenchidas com tetraciclina (figura 2). O Dr. Goodson avaliou o efeito da tetraciclina, administrada localmente através de dispositivos de fibras ocas, na microflora da bolsa periodontal em seres humanos. Os resultados mostraram que é possível, através da utilização de dispositivos de fibra oca preenchidos com tetraciclina, alterar significativamente a composição da flora subgengival de locais periodontais inicialmente doentes. A tetraciclina administrada localmente revelou-se eficaz na redução ou eliminação dos sintomas clínicos da patologia periodontal.[1]

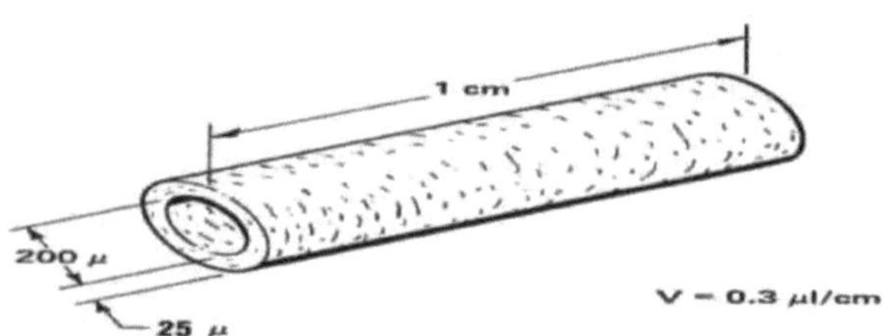


*Figura- 2 Fibras ocas que foram enchidas com tetraciclina*

*Fonte da imagem :-*

*Goodson JM, Haffajee A, Socransky SS. Terapia periodontal através da administração local de tetraciclina. J Clin Periodontol. 1979; 6: 83-92.*

## FIBRAS IMPREGNADAS DE TETRACICLINA (ACTISITE)

O primeiro produto de libertação controlada nos Estados Unidos foi o Actisite, inicialmente comercializado pela Procter & Gamble.[19]

### Caraterísticas das fibras impregnadas de tetraciclina

Cada fibra impregnada de tetraciclina tem 0,5 mm de diâmetro e é um copolímero de acetato de etileno e vinilo e cloridrato de tetraciclina. É extrudido como um monofilamento flexível de 23 cm que contém 12,7 mg de tetraciclina uniformemente dispersa. Durante um intervalo de colocação de 10 dias, as fibras impregnadas com tetraciclina forneceram 25% da tetraciclina disponível e produziram um nível elevado e sustentado de tetraciclina no fluido crevicular gengival.[19,20,21]

### Colocação e remoção das fibras de tetraciclina (figura - 3)

Verificou-se que os clínicos necessitaram de 7 a 10 minutos para colocar as fibras impregnadas com tetraciclina à volta de cada dente tratado. Inicialmente, as fibras impregnadas com tetraciclina foram colocadas circunferencialmente à volta dos dentes antes de preencher completamente as bolsas profundas. O adesivo de cianoacrilato pode ser aplicado na margem gengival para aumentar a retenção da fibra, e um pacote periodontal pode ser colocado para proteger a fibra. Deve ser utilizado um enxaguamento antimicrobiano para limitar a acumulação de placa supragengival durante o período de tratamento.[19,20,21]

Quando a fibra é removida no final do período de tratamento de 10 dias, normalmente deixa um sulco periodontal distendido que deve ser lavado com água. A calha criada quando a fibra é removida facilita a visualização de qualquer cálculo radicular residual que deva ser removido.

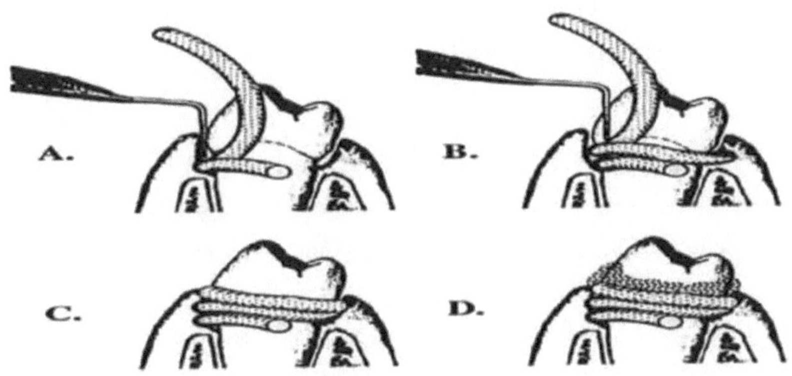


*Figura -3Método de aplicação das fibras em etapas- (A)- colocação das fibras de forma a preencher primeiro as porções mais profundas da bolsa. (B)- A finalização do procedimento de preenchimento consistiu em enrolar as fibras à volta do dente. (C)- A bolsa foi preenchida até à margem gengival. (D)- Aplicou-se uma fina camada de adesivo de cianoacrilato para manter o sistema de entrega no sítio.*

**Fonte da imagem:-**

*Goodson JM, inventor; The Forsyth Dental Infirmary For Children, cessionário. Dispositivos de administração de medicamentos dentro do bolso para tratamento de doenças periodontais. Patente dos Estados Unidos US 4,764,377. 1988 agosto 16.*

## Vantagem das fibras impregnadas de tetraciclina -

Para fornecer uma concentração localizada, sustentada e elevada de tetraciclina em locais periodontais selecionados.

**Desvantagens das fibras não biodegradáveis**

1. Tempo necessário para a colocação (10 minutos ou mais por dente).

2. É necessária uma curva de aprendizagem considerável para adquirir proficiência na colocação.

3. Necessidade de uma segunda consulta 10 dias após a colocação para a remoção das fibras.

## <u>DOXICICLINA</u>

A doxiciclina (DOX) é um antibiótico de largo espetro derivado sinteticamente da oxitetraciclina. É bacteriostática, inibindo a síntese proteica bacteriana devido à perturbação do ARN de transferência e do ARN mensageiro nos locais ribossómicos. Concentra-se no fluido crevicular gengival (GCF) em níveis comparáveis aos da tetraciclina, variando entre 1,2 µg/ml e 8,1 µg/ml. $0^2$

A doxiciclina é eficaz contra um amplo espetro de microrganismos. Como pode ser administrada apenas uma vez por dia, os doentes podem ser mais cumpridores. A adesão também é favorecida porque a sua absorção pelo trato gastrointestinal não é alterada pelo cálcio, iões metálicos ou antiácidos, como acontece com a absorção de outras tetraciclinas. A dose recomendada quando utilizada como agente antimicrobiano é de 100 mg duas vezes por dia, no primeiro dia, e depois 100 mg uma vez por dia. Para reduzir as perturbações gastrointestinais, podem ser tomados 50 mg duas vezes por dia. Quando utilizado numa dose sub antimicrobiana para inibir a colagenase, recomenda-se uma dose de 20 mg duas vezes por dia.[19,20,21]

## ADMINISTRAÇÃO SUBGENGIVAL DE DOXICICLINA

O Atridox (hiclato de doxiciclina) a 10% é indicado para utilização no tratamento da periodontite crónica do adulto, para obter uma fixação clínica e reduzir a profundidade de sondagem e a hemorragia à sondagem. Foi aprovado pela FDA em 1998 e recebeu o Selo de Aceitação da Associação Dentária Americana em 1999.[19,21]

<u>**Composição**</u>

O Atridox é um produto de libertação controlada para uso subgengival composto por um sistema de mistura de duas seringas.

• **Seringa A:** Contém 450 mg do sistema de administração Atrigel, que é uma formulação polimérica bioabsorvível e fluida composta por 36,7% de poli (DL-lactido) dissolvido em 63,3% de N-metil-2-pirrolidona.

• **Seringa B:** contém hiclato de doxiciclina, equivalente a 42,5 mg de doxiciclina.

## CANDIDATURA

Em primeiro lugar, o médico retira o produto embalado da refrigeração pelo menos 15 minutos antes da mistura. A seringa A (sistema de administração de líquido) e a seringa B (pó do medicamento) são acopladas e o conteúdo líquido da seringa A é injetado na seringa B (pó de doxiciclina). O médico volta a introduzir o conteúdo na seringa A. São efectuados 100 ciclos de mistura a um ritmo de um ciclo por segundo, com movimentos rápidos. (Nesta altura, as seringas acopladas podem ser armazenadas na bolsa à temperatura ambiente durante um máximo de três dias. Após o armazenamento, devem ser efectuados mais 10 ciclos de mistura imediatamente antes da utilização). Após a mistura, o conteúdo estará na Seringa A (indicado pela faixa roxa). As seringas acopladas devem ser mantidas na vertical durante alguns segundos (figura 4). Uma cânula romba é ligada à Seringa A. O médico dobra a cânula de modo a assemelhar-se a uma sonda periodontal e utiliza-a de forma semelhante para explorar a bolsa periodontal. A ponta da cânula deve permanecer perto da base da bolsa enquanto o produto é introduzido na bolsa até atingir o topo da margem gengival. O médico remove a ponta da cânula da bolsa, virando-a na direção do dente, pressionando-a contra a superfície do dente e apertando o fio da formulação.[20,22]

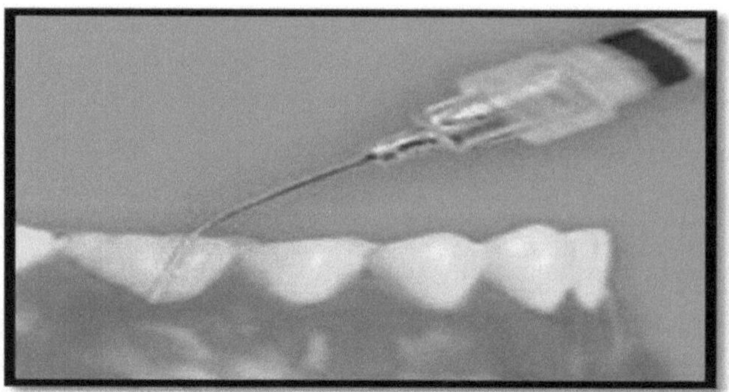

*Figura -4 administração local de medicamentos através da cânula e da seringa*

*Fonte da imagem:-*

*Finkelman RD, Polson AM. Considerações baseadas em evidências para a utilização clínica de antimicrobianos de libertação controlada de aplicação local na terapia periodontal. Associação Americana de Higienistas Dentários. 2013 Oct 1;87(5):249-64.*

## Desvantagens do Atridox-

Nos ensaios clínicos, o Atridox foi geralmente bem tolerado. Os efeitos secundários foram semelhantes aos do placebo. Os mais comuns foram dor de cabeça, constipação comum, desconforto gengival, dor, dor, dor de dentes e sensibilidade dentária.[21]

## Contra-indicações[21,22] -

1.   O Atridox não deve ser utilizado por doentes com hipersensibilidade à doxiciclina ou a qualquer outra tetraciclina.

2.   Foi observada fotossensibilidade manifestada por uma reação exagerada a queimaduras solares em alguns indivíduos que tomam doxiciclina ou outros produtos de tetraciclina.

3.   Os doentes expostos à luz solar direta ou à luz ultravioleta devem ser informados de que esta reação pode ocorrer com medicamentos à base de tetraciclina.

4.   Pacientes nos quais devem ser administrados antibióticos profilácticos antes do tratamento periodontal.

5.   Doentes com risco de porfiria aguda.

<u>**MINOCICLINA**</u>

A minociclina é um derivado semissintético da tetraciclina e um antibiótico de largo espetro muito potente. A minociclina tem uma atividade antimicrobiana significativa contra uma vasta gama de organismos, bem como um efeito anti-colagenase. A minociclina actua interferindo com a síntese de proteínas na parede celular bacteriana.[23]

Em doentes com periodontite adulta, suprime as espiroquetas de forma tão eficaz como a destartarização e o alisamento radicular, mantendo-se a supressão evidente até 3 meses após a terapia. A minociclina pode ser administrada duas vezes por dia, facilitando assim o cumprimento da terapêutica quando comparada com a tetraciclina. Embora esteja associada a uma menor toxicidade fotográfica e renal do que a tetraciclina, pode causar vertigens reversíveis. A minociclina administrada numa dose de 200 mg por dia durante 1 semana resulta numa redução das contagens bacterianas totais, na eliminação completa das espiroquetas por períodos até 2 meses e na melhoria de todos os parâmetros clínicos.[24]

## ADMINISTRAÇÃO SUBGENGIVAL DE MINOCICLINA

No caso da minociclina, foram aplicados clinicamente 3 modos de aplicação local (película, microesferas ou pomada).

### 1. Filme

Foram testadas películas de etilcelulose contendo 30% de minociclina fundidas em etanol, clorofórmio ou clorofórmio com polietilenoglicol como dispositivos de libertação sustentada (Elkayam et al. 1988). Verificou-se que, quando se adicionou clorofórmio, a libertação foi mais lenta do que quando se adicionou etanol. A adição de polietilenoglicol aumentou a libertação de minociclina. Os resultados do estudo clínico a curto prazo indicaram que a utilização do dispositivo em bolsas periodontais pode causar a erradicação completa da flora patogénica da bolsa durante 14 dias.[23]

### 2. Microesfera (ARESTIN)

A minociclina microencapsulada num polímero reabsorvível de poli (glicolido-lactido) de libertação lenta foi estudada por Braswell et al. (1992) e Jones et al. (1994). Trata-se de uma formulação de microesferas (Lederle Laboratories, NY, EUA) que pode ser administrada por meio de uma seringa de plástico descartável. O volume de microesferas em cada seringa é de 4 mg, o que equivale a 1 mg de minociclina[base. 23,24]

## 3. Pomada

A minociclina HCl 2% também pode ser incorporada numa pomada (Cyanamid International, NJ, EUA). Trata-se de uma pomada de cor amarela clara à base de 20 mg de hidroxietilcelulose, 25 mg de cloreto de magnésio, 10 mg de eudragit, 60 mg de triacetina e glicerina para 0,5 g, fornecida num aplicador descartável de polipropileno. Cada aplicador contém o equivalente a 10 mg de minociclina em 0,5 g de pomada.[23]

### Pasta de minociclina

Um sistema de administração subgengival de cloridrato de minociclina a 2% comercializado como Dentomycin (Lederle Laboratories, Pearl River, NY) foi recentemente aprovado na Grã-Bretanha para utilização como adjuvante do desbridamento subgengival. A aprovação foi baseada numa série de estudos laboratoriais e clínicos que demonstraram segurança e eficácia **(Kurimoto et al. 1987, van Oosten et al. 1987).** Os estudos clínicos e laboratoriais iniciais efectuados no Japão antes de 1990 levaram à aprovação da formulação nesse país com o nome de Periocline® (Sunstar, Tóquio, Japão). Os resultados destes estudos sugerem que a administração subgengival de gel de minociclina pode ser um complemento valioso para o desbridamento subgengival, particularmente em pacientes com bolsas com profundidade superior a 7 mm.[23]

### <u>METRONIDAZOL</u>

Trata-se do protótipo do nitroimidazol introduzido em 1959 para a tricomoníase e que mais tarde se revelou um medicamento antiprotozoário de largo espetro contra a *Entamoeba histolytica* e *a Giardia lamblia*. Muitas bactérias anaeróbias, como *Bacteroides fragilis, Fusobacterium, Clostridium perfringens, Helicobacter pylori* e espiroquetas anaeróbias, são susceptíveis ao metronidazol. Embora não iniba diretamente o helminto *Dracunculus medinensis,* facilita a extração do verme debaixo da pele. Não afecta as bactérias aeróbias. A resistência clinicamente significativa não se desenvolveu entre *a E. histolytica,* mas a secreção no fluido crevicular gengival de uma menor reatividade da *T. vaginalis* foi observada em algumas áreas.[25]

## ADMINISTRAÇÃO SUBGENGIVAL DE METRONIDAZOL (ELYZOL)

Está disponível um medicamento tópico **Elyzol®** que contém um gel dentário à base de óleo de metronidazol a 25% (mono-oleato de glicerol e óleo de sésamo) para aplicação local. É aplicado em consistência viscosa na bolsa, onde é liquidificado pelo calor do corpo e depois endurece novamente formando cristais em contacto com a água. Como precursor, a preparação contém benzoato de metronidazol, que é convertido na substância ativa por esterases no GCF. Foram utilizadas duas aplicações de gel a 25% com um intervalo de uma semana. A sua aplicação demonstrou ser equivalente à destartarização e ao alisamento radicular, mas não tem benefícios adjuvantes em conjunto com a destartarização e o alisamento radicular. Aos 6 meses, a repopulação de *A. actinomycetemcomitans* não é detetável após a terapia com metronidazol, enquanto a destartarização e o alisamento radicular resultam num aumento significativo de *A. actinomycetemcomitans.*[25,26]

### Composição do Elyzol

1g contém Benzoato de Metronidazol correspondente a 250 mg de Metronidazol, 0,3g contém Benzoato de Metronidazol correspondente a 75 mg de Metronidazol. O metronidazol é seletivamente tóxico para os microrganismos anaeróbios. Depois de entrar na célula por difusão, o seu grupo nitro é reduzido por certas proteínas redox que só funcionam nos micróbios anaeróbios a um radical nitro altamente reativo que exerce citotoxicidade, danificando o ADN e outras biomoléculas críticas. A desestabilização da hélice de ADN e a quebra de cadeias foram observadas em organismos susceptíveis. O ambiente aeróbico atenua a citotoxicidade do metronidazol ao inibir a sua ativação redutora. Verificou-se que o metronidazol inibe a imunidade mediada por células, induz mutagénese e causa radiossensibilização.[26]

O metronidazol está disponível em três formas: Géis, películas bio-absorvíveis e nanofibras.

## Dosagem e administração

O gel dentário Elyzol 25% é administrado na bolsa periodontal duas vezes, com um intervalo de uma semana. A dose é individual, dependendo do número de dentes a tratar. 0,3 g de gel é suficiente para o tratamento das bolsas de 6-8 dentes. 1g de gel é suficiente para o tratamento de bolsas de aproximadamente 20 dentes.[26]

## Instruções de utilização

O Elyzol 25% Dental Gel é embalado numa caixa de cartão que contém um aplicador de utilização única e uma agulha sem corte. O aplicador está pré-carregado com um cartucho que contém o gel.

1.  Retirar a tampa de proteção na base da agulha.

2.  Colocar a agulha no aplicador.

3.  Retirar a cobertura de proteção superior da agulha e dobrar no ângulo desejado.

4.  Aumentar lentamente a pressão no aplicador, premindo a alavanca azul, até ser visível um fluxo de gel na ponta da agulha.

5.  Soltar a alavanca.

6.  Deslocar cuidadosamente a agulha para o fundo da bolsa.

7.  Agora, prima a alavanca para baixo até à sua posição mais baixa e mantenha-a premida até que o gel seja visível na margem gengival.

8.  Soltar a alavanca.

9.  Repetir este procedimento para todos os dentes a tratar.

10. Quando a aplicação estiver concluída, eliminar a agulha e o aplicador - incluindo qualquer gel remanescente - de acordo com os regulamentos actuais para material contaminado.

11. Repetir o tratamento com Elyzol 25% Dental Gel uma semana mais tarde.

**Efeitos adversos -**

Devido à baixa concentração plasmática após a aplicação local do gel dentário, o risco de efeitos secundários sistémicos é baixo. Os mais comuns são locais e estão relacionados com a aplicação, nomeadamente um sabor amargo e uma sensibilidade local temporária. Foram registadas dores de cabeça.[26]

O doente pode comer e beber normalmente. A higiene dentária normal pode ser observada, mas o fio dentário, as escovas interdentais e os palitos não devem ser utilizados no dia seguinte à aplicação. O gel dentário Elyzol 25% (figura 5) deve ser conservado a uma temperatura máxima de 25°C. Deve ser armazenado a 20-25°C antes da aplicação.

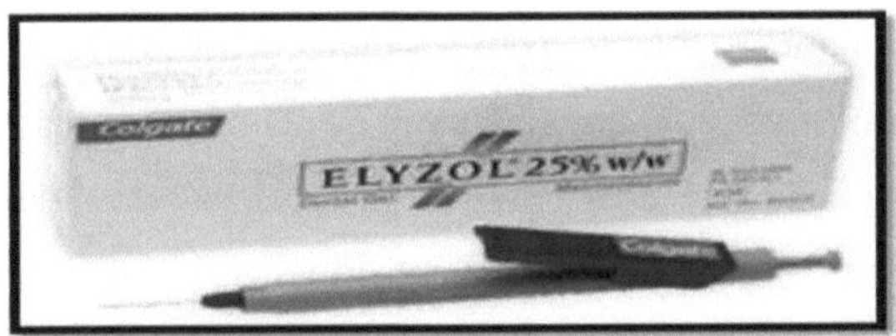


*Figura- 5* Gel dentário Elyzol a 25%

*Fonte da imagem:-*

*www.dentex95.ge*

## CLORHEXIDINA

As bisbiguanidas incluem a clorexidina e a alexidina, que são os agentes antiplaca mais eficazes atualmente utilizados. São os principais agentes antiplaca de segunda geração com a propriedade de uma ação antibacteriana substantiva e de largo espetro.

A clorexidina é um antissético potente e não irritante que rompe a membrana celular bacteriana. É relativamente mais ativa contra bactérias gram positivas. É uma clorofenil bisbiguanida catiónica com ação bacteriostática e bactericida. A ação da clorhexidina como agente antiplaca foi sugerida por Schroeder em 1969. A preparação mais comum é com o sal de digluconato devido à maior solubilidade em água.[27,28] Quando utilizada como enxaguante bucal, o modo de ação é puramente tópico. O medicamento não penetra no epitélio e, se for ingerido, liga-se à mucosa de revestimento do trato alimentar. A clorexidina é pouco absorvida e a maior parte da dose ingerida é excretada nas fezes. A pequena quantidade que pode ser absorvida é metabolizada nos rins e no fígado, mas a clivagem metabólica da molécula é mínima.[27]

## ADMINISTRAÇÃO SUBGENGIVAL DE CLOREXIDINA (PERIOCHIP)

O Periochip, o sistema de administração subgengival controlada de clorexidina, foi desenvolvido pela Perio Products Ltd, Jerusalém, Israel. Trata-se de uma película de 5 x 4 x 0,3 mm que contém 2,5 mg de gluconato de clorexidina, incorporado numa matriz biodegradável de gelatina hidrolisada reticulada com glutaraldeído. A matriz contém igualmente glicerina e água purificada. Foi introduzido pela primeira vez nos Estados Unidos em 1998. O periochip à temperatura ambiente, com a vantagem adicional de ser fácil de armazenar e de utilizar, foi introduzido em 2002. Apresenta-se em caixas de 10 pastilhas, com um prazo de validade de dois anos. Clinicamente, tem sido amplamente utilizado, em toda a Europa e nos EUA, como agente ativo em colutórios que contêm entre 0,1 e 0,2% de gluconato de clorexidina. Está disponível comercialmente um sistema de distribuição reabsorvível, o Periochip®, para a libertação controlada subgengival de clorexidina. Trata-se de uma pequena pastilha (4,0 x 5,0 x 0,035 mm) composta por uma matriz de gelatina hidrolisada biodegradável, reticulada com gluteraldeído e contendo também glicerina e água, na qual foram incorporados 2,5 mg de gluconato de clorexidina por pastilha.[27]

### Colocação de Periochip:

A bolsa periodontal deve ser isolada e a área circundante deve ser seca antes da inserção do chip. O Periochip deve ser agarrado com uma pinça (de modo a que a extremidade arredondada fique afastada da pinça) e inserido na bolsa periodontal até à sua profundidade máxima (figura 7). Se necessário, pode ser ainda mais manobrado na sua posição utilizando as pontas da pinça ou um instrumento plano. O Periochip é agarrado pela extremidade plana com uma pinça e, numa segunda fase, é inserida a sua extremidade curva. O Periochip não precisa de ser removido, uma vez que se biodegrada completamente. Se a deslocação ocorrer 7 dias ou mais após a colocação, o dentista deve considerar que o indivíduo recebeu um tratamento completo. Se o deslocamento ocorrer dentro de 48 horas após a colocação, deve ser inserido um novo Periochip (figura no- 6). Se o deslocamento ocorrer mais de 48 horas após a colocação, o dentista não deve substituir o Periochip, mas reavaliar o paciente aos 3 meses e inserir um novo Periochip se a profundidade da bolsa não tiver sido reduzida para menos de 5 mm.

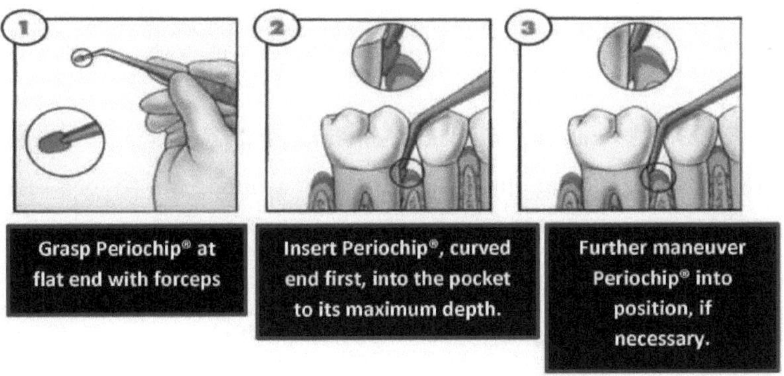


**Figura-6**

*Fonte da figura:- Albrektsson T, Berglundh T, Lindhe J, Karring T, Lang NP. Periodontologia clínica e dentisteria de implantes. Conceitos de implantes: Historic Background and Current Concepts, Blackwell Munksgaard. 2003:809-20.*

## (PERIOCOL™ - CG)

A Eucare Pharmaceuticals, Chennai, desenvolveu um novo produto de libertação sustentada de clorexidina em membrana de colagénio de peixe, o PerioCol™ - CG, que é semelhante ao Periochip. Trata-se de um pequeno chip retangular castanho-alaranjado, arredondado numa das extremidades para facilitar a inserção nas bolsas periodontais. PerioCol™ - CG tem dois conteúdos: clorexidina e colagénio. Esta pastilha é preparada através da incorporação de 2,5 mg de clorexidina de uma solução de clorexidina a 20% numa matriz biodegradável de colagénio de tipo 1 derivado de fontes de peixe. O tamanho da pastilha é de 4x5 mm e a espessura é de 0,25 - 0,32 mm e 10 mg de peso. A pastilha é esterilizada por irradiação gama a 2,5 mega rads e é embalada individualmente.[28]

**(CHLOSITE)**

Um novo sistema de gel seringável à base de xantana: CHLOSITE® (GHIMAS, Itália), também está disponível. Este contém uma combinação única de duas formulações de clorexidina: 0,5% de digluconato de clorexidina e 1,0% de dicloridrato de clorexidina.

CHLOSITE® pode ser aplicado diretamente da seringa na bolsa. O gel pode ser injetado primeiro na parte mais profunda da bolsa e, em seguida, enquanto se continua a extrudir o material, a agulha pode ser lentamente puxada até atingir a parte superior da bolsa.

O gel de clorexidina à base de xantana é fornecido com uma agulha especial com uma ponta romba e uma abertura lateral. Este facto facilita a aplicação do gel sem traumatizar ou danificar os tecidos periodontais. A xantana é um polímero sacarídico biocompatível de ocorrência natural que forma um retículo pseudoplástico tridimensional quando em contacto com a água. O digluconato de clorexidina é libertado no primeiro dia e atinge uma concentração superior a 100 µg/ml. [8,2]

# OUTRA ENTREGA LOCAL DE MEDICAMENTOS SYSTEM

## PT-01

Okade e colaboradores desenvolveram um novo sistema de libertação subgengival (PT-01) contendo ofloxacina para terapia subgengival. Verificou-se que o PT-01 era eficaz na redução da placa supragengival, na redução do índice de placa e na redução da hemorragia à sondagem.[29]

## SISTEMA NANOPARTICULADO

Os sistemas modernos de administração de medicamentos são concebidos para **uma libertação lenta e controlada de medicamentos**. Até agora, os hidrogéis à base de polímeros ou micropartículas têm sido aplicados em medicina dentária, o que pode afetar a taxa de libertação devido à sua estrutura. Recentemente, está a ser realizada uma investigação intensiva em todo o mundo para melhorar a eficácia dos sistemas de libertação. O sistema nanoparticulado oferece várias vantagens em comparação com as microesferas, micropartículas e sistemas de administração baseados em emulsão, incluindo uma elevada dispersibilidade num meio aquoso, uma taxa de libertação controlada e uma maior estabilidade. Estes sistemas reduzem a frequência de administração e proporcionam ainda uma distribuição uniforme do agente ativo durante um período de tempo prolongado. As nanopartículas biocompatíveis compostas por metacrilato de 2-hidroxietilo (HEMA) e dimetacrilato de polietilenoglicol (PEGDMA) podem ser utilizadas como sistema de administração de fármacos para aplicações dentárias, sendo adequadas para incorporação numa matriz de hidrogel e para a conceção de novos dispositivos de administração de fármacos para aplicações dentárias.[30,32]

**Efeito osteopromotor obtido pela aplicação local do fármaco com diferentes transportadores em vários modelos animais**

• A esponja de gelatina é biocompatível, bioreabsorvível e adapta-se facilmente à forma dos defeitos devido à sua forma de esponja.

• Foram implantados suportes de copolímero de ácido poliláctico/ácido poliglicólico com 1 mg de SMV em alvéolos de extração de incisivos mandibulares e a aplicação local de

A SMV preserva eficazmente o osso alveolar residual, promovendo a formação óssea no alvéolo de extração.

• Defeitos ósseos de tamanho crítico na calvária de ratos foram tratados com sulfato de cálcio ou com uma combinação de 1 mg de SMV e sulfato de cálcio. Foi relatado que a combinação de SMV e sulfato de cálcio estimulou a regeneração óssea. Sugere-se que a imobilização de SMV em implantes de titânio promova a osteogénese no tecido ósseo que rodeia os implantes através da sua aplicação tópica.

Recentemente, um estudo demonstrou que o SMV de 1,2 mg administrado localmente estimulou um aumento significativo na redução da profundidade de sondagem (PD), no ganho do nível de inserção clínica (CAL) e melhorou o preenchimento ósseo em comparação com o gel placebo como adjuvante do SRP no tratamento de defeitos intra-ósseos (IBDs) em pacientes com periodontite crónica (CP).[31,32]

# ENTREGA SISTÉMICA vs LOCAL DE MEDICAMENTOS

As terapias medicamentosas locais e sistémicas proporcionam benefícios diferentes. Por exemplo, a administração local de fármacos proporciona uma elevada concentração de fármacos, é eficaz, tem efeitos secundários limitados e não necessita de ser administrada diariamente durante um período de tempo definido. Por outro lado, a administração sistémica de antibióticos facilita o tratamento de reservatórios bacterianos de reinfeção, tais como a amígdala, a saliva e as bactérias invasivas dos tecidos (Greenstein G 1998).[8]

Também é mais eficiente em termos de tempo para o médico, custa menos e podem ser utilizados vários medicamentos em simultâneo. No entanto, a questão não está resolvida no que diz respeito ao número de locais que devem ser tratados com administração local de medicamentos antes de se considerar mais prático tratar com antibióticos sistémicos. Os médicos têm de fazer esta determinação para cada doente que necessite de terapia anti-infecciosa adjuvante.[33,34]

Quando a eficácia da administração local e sistémica de fármacos foi diretamente comparada entre indivíduos com periodontite crónica, os resultados não foram estatisticamente diferentes, no entanto, existem poucos dados que comparem diretamente a eficácia dos sistemas de administração local e sistémica de fármacos. Por conseguinte, ao ponderar a administração de fármacos adjuvantes localizados, os clínicos devem ter em consideração os dados relativos à eficácia da administração sistémica de fármacos em locais de sondagem profundos e o sucesso do tratamento em doentes que não respondem à terapia convencional.[33]

Numerosas investigações avaliaram a utilização de antibióticos sistémicos para parar ou retardar a progressão da periodontite ou para melhorar o estado periodontal. A utilização adjuvante de antibióticos administrados por via sistémica pode ser indicada nas seguintes situações: pacientes com múltiplos locais que não respondem ao desbridamento mecânico, infecções agudas, pacientes medicamente comprometidos, presença de organismos invasores de tecidos e progressão da doença em curso. Esforços consideráveis de investigação têm-se concentrado na aplicação sistémica de agentes moduladores do hospedeiro, como os anti-inflamatórios não esteróides (AINE) e a dose subantimicrobiana de doxiciclina.[33,35]

Mas é importante considerar os potenciais benefícios e efeitos secundários da terapia farmacológica sistémica. Os potenciais riscos associados aos antibióticos administrados por via sistémica incluem o desenvolvimento de estirpes bacterianas resistentes, o aparecimento de infecções oportunistas e a possível sensibilização alérgica dos doentes. No que diz respeito à administração prolongada de AINEs, os efeitos nocivos podem incluir perturbações gastrointestinais e hemorragias, insuficiência renal e hepática, perturbações do sistema nervoso central, inibição da agregação plaquetária, prolongamento do tempo de hemorragia, lesões da medula óssea e reacções de hipersensibilidade. Atualmente, a incidência de efeitos secundários negativos relatados após o planeamento radicular com ou sem a administração de uma dose sub antimicrobiana de doxiciclina tem sido semelhante.[8,35]

A administração local de fármacos através da mucosa oral pode ser subdividida em duas abordagens diferentes: administração de fármacos através da mucosa queratinizada e administração de fármacos através da mucosa não queratinizada. A seleção de uma abordagem em detrimento de outra depende principalmente das diferenças regionais em termos de caraterísticas anatómicas e de permeabilidade, que existem entre estes locais da mucosa oral. A mucosa queratinizada, como a mucosa gengival e a mucosa palatina dura, ainda não é considerada um local válido para a administração sistémica de fármacos, devendo ser considerada como um local útil para a administração local (direta) de fármacos apenas no tratamento de doenças orais localizadas na gengiva ou no palato. Em particular, a lógica subjacente à administração de fármacos na gengiva é que quantidades concentradas de fármacos activos podem ser administradas no local exato do processo da doença com uma absorção sistémica mínima do medicamento. Estes dispositivos podem ser adjuvantes úteis da terapia mecânica convencional e estão geralmente associados a baixos efeitos secundários e interações medicamentosas.[9,36]

A administração de fármacos através da mucosa não queratinizada pode ser subdividida em 2 abordagens: administração sublingual de fármacos (que é a administração sistémica de fármacos através da mucosa que reveste o pavimento da boca) e administração bucal de fármacos (principalmente através da mucosa bucal que reveste as bochechas, incluindo administração sistémica e/ou local).[36] A mucosa sublingual é mais permeável e mais fina do que a mucosa bucal, o que a torna um local viável se se pretender um início rápido. Assim, a via sublingual é geralmente utilizada para a administração sistémica de medicamentos no tratamento de perturbações agudas (figura 7). A mucosa bucal é consideravelmente menos permeável do que a mucosa sublingual e é incapaz de proporcionar o rápido início de absorção observado com a administração sublingual. Por estas razões, a mucosa bucal constitui uma via preferida para o tratamento sistémico de doenças crónicas quando é necessária a administração sustentada de fármacos de ação sistémica, ultrapassando assim as desvantagens da administração por vias convencionais.[9,33,34]

A administração local de medicamentos por via oral consiste numa abordagem de administração de medicamentos mais eficiente do que a administração sistémica para o tratamento de doenças orais. Muitas doenças orais são crónicas e, por conseguinte, exigem regimes de tratamento crónicos. Além disso, a maioria das doenças orais pode ser tratada localmente, sem necessidade de ingestão e distribuição sistémica de fármacos. Com base nestas considerações, a administração local de fármacos deve ser considerada uma via de administração adequada para fármacos com elevada potência terapêutica, uma vez que apenas pode ser administrada uma quantidade relativamente pequena de fármaco.[34]

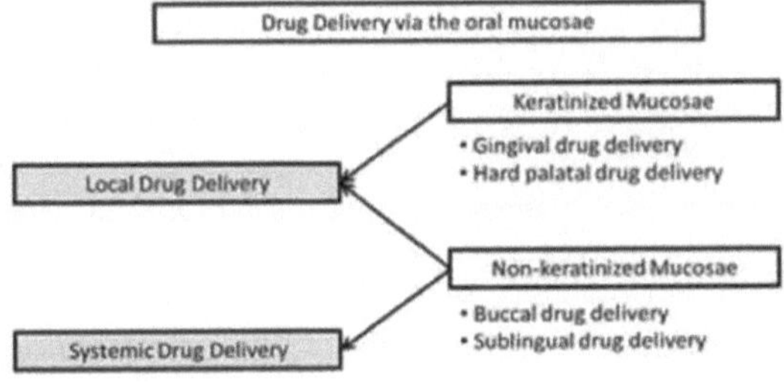


*Figura- 7*

*Administração de medicamentos através da mucosa oral: uma representação esquemática de possíveis abordagens.*

*__Figura Fonte :-__*

*Paderni C, Compilato D, Giannola LI, Campisi G. Administração local de medicamentos por via oral e novas perspectivas na formulação de medicamentos por via oral. Cirurgia oral, medicina oral, patologia oral e radiologia oral. 2012 Sep 30;114(3):e25-34.*

Estudos relacionados com a administração sistémica vs. local de medicamentos

- **Addy M & Harper PR in(1996)[3]** 7conduziram um estudo comparativo para analisar a quimioterapia local e sistémica no tratamento da doença periodontal. Concluíram que as vantagens da quimioterapia local e sistémica devem ser equilibradas com as desvantagens e os potenciais efeitos secundários dos agentes. Conceptualmente, os AINEs e outros fármacos que modificam a resposta do hospedeiro poderão encontrar um lugar no tratamento de alguns tipos de doenças periodontais, possivelmente tipos semelhantes àqueles em que os antimicrobianos parecem ter um valor adjuvante. A administração local de medicamentos é muito mais benéfica do que a sistémica na cura da doença periodontal.

- **Noyan ,Kuru YSB , Kadir T, Acar O et al em (1997)[38]** realizaram um estudo para descrever os resultados de parâmetros clínicos e microbiológicos selecionados obtidos através do tratamento com metronidazol local (Elyzol) e sistémico {Flagyl) e/ou desbridamento subgengival mecânico na periodontite de adultos. Concluiu-se que o metronidazol local em combinação com a destartarização e o planeamento radicular parece ser mais eficaz em comparação com o sistémico em termos de produzir melhorias clínicas e microbianas.

- **Stoller NH, Johnson LR, Trapnell S, Harrold CQ in (1998)[39]** conducted to characterize Pharmacokinetic Profile of a Biodegradable Controlled-Release Delivery System Containing Doxycycline Compared to Systemically Delivered Doxycycline in Gingival Crevicular Fluid, Saliva, and Serum. Concluiu-se que A elevada concentração de fármaco disponível nos locais tratados, juntamente com os níveis relativamente baixos na saliva e os níveis quase inexistentes no soro indicam que este sistema biodegradável de libertação controlada apresenta um perfil farmacocinético adequado para a administração de doxiciclina nas bolsas periodontais.

• **Shojaei AH em (1998)[40]** efectuou um estudo para analisar a administração de medicamentos por via bucal, discutindo a estrutura e o ambiente da mucosa oral e os métodos experimentais utilizados na avaliação da permeação/absorção de medicamentos por via bucal.

Concluiu-se que a mucosa bucal oferece várias vantagens para a administração controlada de fármacos durante períodos de tempo prolongados, em comparação com os fármacos administrados por via sistémica.

• **AkalinFA, BaltaciogluE, SengünD, HekimogluS et al, em** [20044] , compararam a eficácia clínica da doxiciclina sistémica (DS) e da doxiciclina local (DL) no tratamento da periodontite crónica. Foram estudados quarenta e cinco pacientes. Concluíram que os medicamentos administrados localmente pareciam ser mais eficazes do que o tratamento administrado sistemicamente na redução da doença periodontal.

• **Jain N, Jain GK, Javed S, Iqbal Z et al in (2008)[42]** analisaram um artigo sobre os recentes desenvolvimentos no domínio dos sistemas de administração de fármacos intra-bolsa e identificaram áreas em que a investigação futura pode conduzir a um sistema de administração intra-bolsa clinicamente eficaz. De acordo com a revisão, o paradigma mudou dos antibióticos sistémicos para os sistemas de administração intrabolsa na farmacoterapia dentária.

• **Hearnden V, Sankar V, Hull K, Juras DV et al em (2012)[43]** realizaram um estudo para avaliar os novos desenvolvimentos e oportunidades na administração de fármacos na mucosa oral para doenças locais e sistémicasconcluíram que a administração trans-mucosa deve ser a via preferida para a administração não parentérica de fármacos e agentes de emergência em que é necessário um rápido início de ação. Além disso, os avanços na tecnologia de administração de medicamentos aumentaram a probabilidade de administração sistémica de agentes biológicos por via trans-mucosa.

# ANTIBIÓTICOS E ANTIMICROBIANOS ADMINISTRADOS LOCALMENTE NA TERAPIA PERIODONTAL & MEDICAMENTO ADMINISTRADO LOCALMENTE COMO MONOTERAPIAS E COMO ADJUVANTE EM TERAPIAS PERIODONTAIS

• **Lindhe, Heiji, Goodson, Socransky (1979)[28]** avaliaram o efeito da tetraciclina, administrada localmente através de dispositivos de fibras ocas, na microflora da bolsa periodontal em humanos. Os resultados mostraram que era possível, através da utilização de dispositivos de fibra oca preenchidos com tetraciclina, alterar significativamente a composição da flora subgengival de locais periodontais inicialmente doentes. A tetraciclina administrada localmente revelou-se eficaz na redução ou eliminação dos sintomas clínicos da patologia periodontal.[8]

• **Friedman M, Golomb G (1982)[44]** realizaram um estudo para desenvolver uma forma de dosagem de libertação sustentada de diacetato de clorexidina para uso tópico. Foram preparadas películas fundidas de etilcelulose com ou sem polietilenoglicol contendo 5, 10 e 20 % do fármaco, que apresentaram uma libertação sustentada. Este estudo demonstra que, ao incorporar a clorexidina em películas poliméricas, é possível obter uma libertação sustentada do fármaco durante vários meses.[9]

• **Addy M, Rawle, Handley, Newman, Coventry (1982)[45]** efectuou um estudo sobre o desenvolvimento de tiras acrílicas contendo fármacos para a administração de agentes antimicrobianos e comparou o padrão de libertação in vitro com tubos de diálise. A libertação da tubagem foi quase total em 24 horas e foi independente da selagem das extremidades. As tiras parecem ter potencial para a administração prolongada de fármacos nas bolsas periodontais. A utilização clínica preliminar não revelou problemas de aceitação por parte dos pacientes e foram produzidas alterações na flora subgengival.[10]

• **Goodson, Holboro, Dunn, Hogan, Dunham (1983)[46]** utilizaram fibras feitas de acetato de vinilo etileno a 25%, que estabeleceram concentrações iniciais de aproximadamente 500 mg/ml de tetraciclina. A medição da concentração de tetraciclina resultante da colocação destas fibras em bolsas periodontais profundas forneceu indicações de que as concentrações de >50 mg/ml poderiam ser mantidas durante meses através da substituição semanal ou mensal. O estudo indicou que as fibras monolíticas feitas de tetraciclina como sistema de entrega eram benéficas para o tratamento da doença periodontal.[11]

• **Addy, Langeroudi (1984)**[47] avaliaram os efeitos do sistema de distribuição de tiras acrílicas contendo 40% de clorexidina, metronidazol ou tetraciclina na microflora subgengival através de microscopia de campo escuro. Após o tratamento, todos os 3 medicamentos antimicrobianos produziram reduções significativas em todos os outros tipos de organismos. O estudo indicou que as tiras de acrílico podem ser úteis no tratamento da periodontite crónica como adjuvante dos métodos mecânicos de rotina.[12]

• **Goodson, Hogan, Dunham (1985)**[48] efectuaram um estudo para avaliar um sistema de distribuição feito de fibras extrudidas de etileno vinil acetato carregadas com 25% de cloridrato de tetraciclina USP. Este sistema foi colocado e mantido nas bolsas periodontais durante 10 dias. Os efeitos clínicos desta forma de terapia foram comparados com o tratamento por raspagem periodontal. Para além disso, foi investigado o efeito do tratamento por aplicação local combinada e destartarização. Os quadrantes não tratados foram incluídos como controlo. A colocação de fibras de etileno acetato de vinilo carregadas com tetraciclina nas bolsas periodontais estabeleceu uma concentração de fármaco de aproximadamente 0,06%. Ao cobrir o sistema de entrega com um penso periodontal, este nível de concentração foi mantido ao longo do período terapêutico de 10 dias. A dose média de tetraciclina utilizada foi de 2,4 mg/dente tratado. Após a terapia com fibras, os locais tratados melhoraram clinicamente, como evidenciado por um ganho na fixação periodontal e uma diminuição na profundidade da bolsa periodontal. A taxa de formação de novas lesões nos locais tratados com fibra diminuiu de uma taxa pré-tratamento de 26,5% dos locais/ano para uma taxa pós-tratamento de 4,8% dos locais/ano.

• **Goodson, Offenbacher, Farr, Hogan (1985)**[49] efectuaram um estudo para avaliar a composição microbiológica subgengival de locais periodontais doentes, através de microscopia de campo escuro, antes e depois da destartarização ou da administração local de tetraciclina. Foi desenvolvido um método padronizado de amostragem e contagem utilizando uma técnica de lavagem crevicular para determinar os números e as proporções dos morfotipos utilizando a microscopia de campo escuro. As fibras ocas carregadas com tetraciclina estabeleceram uma concentração intrasulcular inicial de 200.000 $\mu$ g/ml, que diminuiu exponencialmente para 15 $\mu$ g/ml em 24 horas. A colocação intrasulcular repetitiva destas fibras em locais de periodontite produziu uma redução incremental nas contagens bacterianas durante um período de 10 dias. As fibras monolíticas feitas de etileno acetato de vinilo carregadas com 25% de cloridrato de tetraciclina proporcionaram uma libertação sustentada durante 10 dias em condições de teste *in vitro*. Dez pacientes foram tratados num estudo que comparou os efeitos destas fibras com a destartarização. As fibras foram colocadas subgengivalmente para preencher as bolsas até à sua profundidade provável e cobertas com um penso periodontal que foi mantido durante 10 dias. A concentração média de tetraciclina intrasulcular medida no final do período de 10 dias foi de 643 μg/ml. Nestes locais, as contagens totais, espiroquetas, bastonetes móveis e bastonetes não móveis foram significativamente reduzidas imediatamente após o tratamento. As contagens totais foram reduzidas para níveis próximos do limite de deteção da microscopia de campo escuro. Em comparação, a descamação produziu alterações muito menores nas contagens de campo escuro que não foram estatisticamente significativas.[14]

• **Stabholz, Sela, Friedman, Golumb, Soskolne (1986)**[50] estudaram os efeitos clínicos e microbiológicos da clorexidina de libertação sustentada nas bolsas periodontais. Foram inseridos dispositivos de libertação sustentada (SRD) em 13 bolsas de 8 pacientes. A profundidade das bolsas variava entre 5 e 8 mm. Os SRD foram substituídos de 3 em 3 dias, para uma exposição total de 9 dias. Os resultados mostraram que a exposição prolongada à clorexidina suprimiu a flora da bolsa para quantidades negligenciáveis e reduziu a profundidade da bolsa até 11 semanas após o tratamento.[15]

• **Silverstein, Bissada, Manouchehr-Pour, Greenwell (1987)**[51] efectuaram um estudo em sete indivíduos com periodontite moderada do adulto. Foram avaliados vinte e oito locais com uma profundidade de sondagem média de 5,6 ± 0,9 mm. Um dente por quadrante da mandíbula foi aleatoriamente designado para receber um dos seguintes tratamentos: (I) sem tratamento, ou seja, controlo; (II) irrigação salina; (III) irrigação com tetraciclina e (IV) destartarização e alisamento radicular (SRP). As modalidades de tratamento com tetraciclina e SRP resultaram em melhorias clínicas e microbiológicas estatisticamente significativas quando comparadas com o controlo. A irrigação com tetraciclina isolada e a SRP isolada tiveram um efeito semelhante na alteração da microflora subgengival de uma associada à doença para uma associada à saúde.[16]

• **Addy, Hassan, Moran, Wade, Newcombe (1988)**[52] efectuaram um estudo para avaliar os efeitos da clorexidina, do metronidazol e da tetraciclina administrados nas bolsas periodontais num veículo de resina acrílica e compararam os resultados com locais aplainados e não tratados durante um período de acompanhamento de três meses. Foram registados efeitos significativamente maiores para o metronidazol e o alisamento radicular em comparação com a tetraciclina e, mais particularmente, a clorexidina. Conclui-se que alguns antimicrobianos administrados localmente podem ser úteis no tratamento da doença periodontal crónica.

• **Minabe, Takeuchi, Tamura, Hori, Umemoto (1989)**[53] realizaram um estudo para avaliar a duração do efeito terapêutico após a administração da película de colagénio imobilizada com tetraciclina (película TC). A película TC ou a película placebo não imobilizada com tetraciclina foi aplicada uma vez na bolsa periodontal (maior ou igual a 4 mm) de cinco pacientes com periodontite (20 dentes). O grupo que recebeu a película TC continuou a apresentar valores significativamente baixos de hemorragia à sondagem e de profundidade da bolsa durante 3 e 4 semanas, respetivamente, após a administração, mas não houve diferença significativa no índice de placa ou no índice gengival quando comparado com o grupo que recebeu uma película placebo. No grupo da película de TC, a densidade de microrganismos e a proporção de bastonetes móveis e espiroquetas também diminuíram significativamente 3 semanas após a administração. Estes resultados sugerem que a película de TC administrada topicamente permaneceu clínica e bacteriologicamente eficaz durante 2 a 3 semanas.[18]

• **Larsen (1990)**[54] realizou um estudo para avaliar o efeito da libertação in vitro de doxiciclina a partir de materiais bioabsorvíveis e tiras acrílicas. No estudo in vitro, os materiais bioabsorvíveis Surgicel, Tissell e CollaCote e as tiras acrílicas foram examinados quanto à libertação de doxiciclina em líquidos e à atividade antibacteriana residual dos materiais. Os resultados indicaram que o Surgicel e o Tissell podem ser capazes de libertar a doxiciclina de forma prolongada in vivo.[19]

• **Goodson, Cugini, Kent, Armitage, Cobb, Fine et.al (1991)**[55] avaliaram a eficácia do tratamento da doença periodontal através da colocação intrabolsa de fibras de tetraciclina. Os resultados mostraram que a terapia com fibras de tetraciclina diminuiu significativamente a profundidade da bolsa, aumentou o nível de fixação e diminuiu a hemorragia na sondagem de força controlada, numa extensão maior do que a observada em todos os outros grupos de teste, incluindo a destartarização.[20]

• **Nakaqawa, Yamada, Oosuka, Saito, Hosaka, Ishikawa et.al (1991)**[56] avaliaram os efeitos clínicos e microbiológicos da pomada de HCl de minociclina a 2% administrada localmente (Periocline) combinada com a destartarização e alisamento radicular (SRP) em bolsas periodontais recorrentes. Os resultados mostraram que a combinação de SRP com a administração local de minociclina a 2% para bolsas periodontais recorrentes produziu resultados mais satisfatórios do que a SRP convencional.[21]

• **Pedrzzoli, Kilian, Karring (1992)**[57] avaliaram os efeitos clínicos e microbiológicos da aplicação tópica de um gel dentário de metronidazol a 25 % (Elyzol) e de uma sessão única de destartarização subgengival no tratamento da periodontite em adultos. Os resultados mostraram que o Metronidazol tendeu a ser um pouco melhor do que a destartarização durante o período de estudo e os efeitos clínicos de ambos os tratamentos persistiram durante todo o período de observação de 6 meses.[22]

• **Van Steenberghe, Bercy, Kohl, De Boever, Adriaens, Vanderfaeillie et.al (1993)**[58] avaliaram a segurança e a eficácia da pomada de minociclina a 2% aplicada subgengivalmente num estudo aleatório, em dupla ocultação, em 103 adultos com periodontite moderada a grave. Os resultados mostraram que as reduções da profundidade de sondagem foram observadas em ambos os grupos na 4ª e 12ª semana, no entanto, esta redução foi estatisticamente significativa nos indivíduos tratados com a pomada de minociclina. A redução do índice gengival e o ganho de inserção à sondagem foram observados em ambos os grupos, no entanto, as diferenças entre os grupos não foram estatisticamente significativas.

• **Stelzel, Flores-de-Jacoby (1996)**[59] avaliaram o efeito de 2 aplicações de um gel dentário de metronidazol a 25% como terapia adjuvante à destartarização subgengival com aplainamento radicular. Os resultados mostraram que só se podiam obter pequenas vantagens com a aplicação de um gel dentário de metronidazol a 25% como terapia adjuvante da destartarização subgengival.

• **Timmerman, Weijden, Steenbergen, Mantel, De Graaff, Velden (1996)**[60] avaliaram a eficácia clínica e microbiológica da destartarização e alisamento radicular combinadas com a aplicação local de gel de cloridrato de minociclina a 2% versus gel placebo em pacientes com periodontite crónica moderada a grave. Os resultados mostraram que o grupo de teste respondeu favoravelmente à destartarização e alisamento radicular, mas não beneficiou de um efeito da minociclina local.

• **Radvar, Pourtaghi (1996)**[61] avaliaram a eficácia de 3 sistemas periodontais disponíveis no mercado (fibra de tetraciclina a 25%, gel de minociclina a 2%, gel de metronidazol a 25%) para a administração local de antibióticos como adjuvantes da destartarização e do alisamento radicular no tratamento de locais com lesões periodontais persistentes após um curso de destartarização e alisamento radicular. Os resultados mostraram que os três sistemas antimicrobianos aplicados localmente pareciam oferecer algum benefício em relação à destartarização e ao alisamento radicular isolados. Um regime de tratamento de destartarização e alisamento radicular mais a substituição da fibra por tetraciclina proporcionou a maior vantagem no tratamento de lesões periodontais persistentes, pelo menos durante o período de 6 semanas após o tratamento.

• **Wilson, McGuire, Greenstein (1997)**[62] avaliaram a eficácia das fibras de tetraciclina mais a destartarização e alisamento radicular versus a destartarização e alisamento radicular isolados num estudo de acompanhamento de 5 anos e demonstraram que 6 meses após a destartarização e alisamento radicular em ambos os grupos, a destartarização e alisamento radicular mais a terapia com fibras de tetraciclina foi significativamente melhor na redução da profundidade de sondagem e no ganho de fixação clínica do que a destartarização e alisamento radicular isolados. No entanto, os dados a longo prazo mostraram uma regressão dos ganhos originais nos níveis de fixação clínica no grupo das fibras.

• **Jeffcoat, Bray, Ciancio, Dentino, Fine, Gordon, et al (1998)**[63] estudaram a eficácia de um chip de clorexidina biodegradável de libertação controlada (Periochip), quando utilizado como adjuvante da destartarização e alisamento radicular, na redução da profundidade de sondagem e na melhoria do nível de ligação clínica na periodontite em adultos. Este estudo mostrou que a utilização adjuvante do chip de clorexidina resultou numa redução significativa da profundidade da bolsa quando comparada com a destartarização e o alisamento radicular isolados e com a utilização adjuvante de um chip placebo.

• **Ryder, Pons, Adams, Beiswanger, Blanco, Bogle (1999)**[64] avaliaram os efeitos do tabagismo nos resultados do tratamento de duas terapias não cirúrgicas: (1) destartarização e alisamento radicular isolados (SRP) ou (2) libertação controlada de hiclato de doxiciclina administrado subgengivalmente num gel de polímero à base de ácido poliláctico. Os indivíduos de 2 estudos multicêntricos de 9 meses foram classificados como não fumadores (nunca fumaram: 100 indivíduos), ex-fumadores (137 indivíduos) e fumadores actuais (>10 cigarros/dia: 121 indivíduos). No grupo tratado com doxiciclina, em geral, não se registaram diferenças significativas no ganho de adesão clínica nem diferenças na redução da profundidade de sondagem entre os 3 grupos de fumadores. Por outro lado, no grupo tratado com raspagem e alisamento radicular em geral, houve diferenças significativas no ganho de adesão clínica e na redução da profundidade da bolsa, com os não fumadores a responderem melhor do que os ex-fumadores e os fumadores actuais aos 6 e 9 meses.

• **Garrett, Adams (2000)**[65] avaliaram as alterações clínicas resultantes da administração local de hyclate de doxiciclina ou da destartarização e alisamento radicular tradicionais num grupo de pacientes submetidos a terapia periodontal de suporte. Os resultados mostraram que tanto o hiclato de doxiciclina sem instrumentação mecânica concomitante como a destartarização

e o alisamento radicular foram igualmente eficazes como terapia periodontal de suporte neste grupo de pacientes durante o período de 9 meses.

• **Jeffcoat, Palcanis, Weatherford, Reese, Geurs, Flashner (2000)**[66] estudaram a eficácia de um chip de gelatina de clorexidina biodegradável no tratamento da periodontite em adultos. Os resultados mostraram diferenças significativas na alteração da profundidade de sondagem e dos níveis de fixação clínica após a terapia no grupo que recebeu a pastilha de clorexidina, em comparação com o controlo.[31]

• **Greenstein, Lamster (2001)**[67] avaliaram a eficácia da dosagem sub antimicrobiana com doxiciclina. Os resultados mostraram que o doseamento subantimicrobiano com doxiciclina proporcionou uma melhoria definida mas limitada do estado periodontal quando utilizado em conjunto com a destartarização e o alisamento radicular.

• **Johnson, Stoller, Polson, Harrold, Ryder, Garrett (2002)**[68] avaliaram o efeito do cálculo subgengival nos resultados clínicos da administração local de doxiciclina de libertação controlada (DH) ou da destartarização e alisamento radicular (SRP) em subgrupos de pacientes adultos com periodontite com níveis de base conhecidos de cálculo subgengival. Os resultados indicaram que os efeitos clínicos primários destas terapias eram o resultado de uma rutura e redução da placa subgengival e não o efeito da remoção do cálculo subgengival e do cemento contaminado.

• **Grisi, Salvador, Figueired, Souza, Novaes (2002)**[69] avaliaram a eficácia de um chip de clorexidina de libertação controlada (Periochip) como terapia adjuvante da destartarização e alisamento radicular no tratamento da periodontite crónica. Os resultados mostraram que o chip de clorexidina não proporcionou quaisquer benefícios clínicos ou microbiológicos para além dos obtidos com a destartarização e o alisamento radicular convencionais.[34]

• **Soskolne, Proskin, Stabholz (2003)[70]** examinaram a utilização adjuvante do chip CHX na terapia de manutenção periodontal de rotina durante 2 anos. Os resultados desta fase IV ou ensaio de acompanhamento indicaram que a utilização adjuvante do chip CHX era uma opção de tratamento clinicamente segura e eficaz para a gestão a longo prazo da periodontite crónica.

• **Jorgensen, Safarian (2004)**[71] avaliaram a capacidade de um polímero de libertação controlada de hiclato de doxiciclina a 10% (Atridox) para suprimir as bactérias periodontopáticas quando colocado subgengivalmente após destartarização e alisamento radicular. Os resultados mostraram que a doxiciclina de libertação controlada colocada em bolsas periodontais moderadas a profundas não causou uma redução adicional significativa na microbiota patogénica subgengival, em comparação com a destartarização e o alisamento radicular completos.

• **Schara R , Medvescek M , Hanlon A , Doherty F et al (2004)[72]** realizaram um estudo para determinar se os pacientes com diabetes tipo 1 com periodontite sofrerão uma redução nos níveis de HbA1c quando tratados com microesferas de minociclina (Arestin) administradas localmente como adjuvante da raspagem e alisamento radicular. Vinte pacientes adultos com diabetes mal controlada (HbA1c 7,5%) e periodontite adulta, determinada pela presença de quatro dentes com bolsas periodontais de 5 mm, dois dos quais com bolsas de 6-9 mm e hemorragia à sondagem, foram incluídos no estudo. Todos os pacientes receberam SRP de boca inteira no início do estudo. Concluiu-se que a administração local de Arestin como adjuvante da destartarização e do alisamento radicular é significativamente mais eficaz na redução das profundidades de sondagem e na obtenção de um ganho nos níveis de inserção clínica do que a destartarização e o alisamento radicular isolados em pacientes diabéticos tipo 1. A Hb1Ac foi reduzida em todos os pacientes; no entanto, a diferença entre os grupos de teste e de controlo não foi significativa.

• **Lu, Chei (2005)**[73] avaliaram a eficácia da aplicação subgengival de minociclina como adjuvante da destartarização/planeamento radicular versus um episódio de destartarização/planeamento radicular no tratamento da periodontite crónica. Os resultados mostraram que a profundidade de sondagem diminuiu significativamente desde a linha de base até 6 semanas após a raspagem/plainagem radicular em ambos os grupos, mas não houve diferença estatisticamente significativa entre os dois grupos.

• **Persson GR, Salvi GE, Lisa J. A, Mayfield H et al (2006)**[74] realizaram um estudo para avaliar o resultado microbiológico da administração local de microesferas de cloridrato de minociclina 1 mg (Arestins) em casos de peri-implantite e com um período de seguimento de 12 meses.Após desbridamento e administração local de gel de clorexidina, os casos de peri-implantite foram tratados com a administração local de microesferas de minociclina (Arestins). O método de hibridação DNA-DNA checkerboard foi utilizado para detetar a presença bacteriana durante os primeiros 360 dias de terapia. Concluiu-se que o impacto do ArestinsonA. Actinomycetemcomitans foi maior do que o impacto nos outros agentes patogénicos. Até ao dia 180, foram também encontradas reduções nos níveis de Tannerella forsythia, P. gingivalis e Treponema denticola. Os insucessos no tratamento não puderam ser associados à presença de agentes patogénicos específicos ou à carga bacteriana total na linha de base. A análise do poder estatístico sugeriu que um estudo de controlo de caso necessitaria de aproximadamente 200 indivíduos.

• **Persson, Salvi, Heitz-Mayfield, Lang (2006)**[75] avaliaram o resultado microbiológico da administração local de microesferas de cloridrato de minociclina 1mg (Arestin) em casos com peri-implantite e com um período de seguimento de 12 meses. Os resultados mostraram que o impacto do Arestin no *A. actinomycetemcomitans* foi maior do que o impacto noutros agentes patogénicos. Até 180 dias, foram também encontradas reduções nos níveis de *Tannerella forsythia, P. gingivalis e Treponema denticola*. As falhas no tratamento não puderam ser associadas à presença de agentes patogénicos específicos ou à carga bacteriana total na linha de base.

• **Mizrak, Guncu, Caglayan, Balci, Aktar, Ipek (2006)**[76] avaliaram o efeito da pastilha de CHX nos níveis de prostaglandina E2 crevicular e nos parâmetros clínicos e microbiológicos da periodontite quando utilizada como terapia adjuvante da destartarização e alisamento radicular em pacientes com periodontite crónica e, com base nos resultados, concluiu-se que a pastilha de CHX reduziu os níveis de PGE2 no fluido crevicular gengival e teve um efeito positivo nos parâmetros clínicos e na microflora subgengival quando utilizada como terapia adjuvante.

• **Rodrigues, Machion, Casati, Nociti, Toledo, Sallum, et al (2007)**[77] efectuaram um estudo para avaliar clinicamente a eficácia de uma pastilha de gluconato de clorexidina em locais que ainda apresentavam sinais de doença durante a terapia de manutenção periodontal. Quarenta e dois pacientes de manutenção não fumadores (previamente tratados com destartarização e alisamento radicular não cirúrgicos [SRP]), que apresentavam pelo menos uma profundidade de sondagem (PD) de 5 a 8 mm e hemorragia à sondagem (BOP) em dentes de raiz única foram distribuídos aleatoriamente por dois grupos: tratados com uma pastilha de gluconato de clorexidina (grupo CHIP) e tratados com SRP (grupo SRP). Os resultados concluíram que ambos os tratamentos foram igualmente eficazes no restabelecimento da saúde periodontal em locais de raiz única inflamados de pacientes em manutenção. No entanto, para bolsas profundas, a pastilha de gluconato de clorexidina foi mais eficaz do que o SRP na redução da profundidade da bolsa.

• **Grossi SG, Goodson JM, Gunsolley JC, Bland et al (2007)**[78] realizaram um estudo para investigar a associação entre a eficácia antimicrobiana e clínica das microesferas de cloridrato de minociclina quando utilizadas em conjunto com a destartarização e o alisamento radicular. 127 indivíduos com periodontite crónica moderada a avançada foram aleatoriamente designados para receber microesferas de minociclina mais destartarização e alisamento radicular ou apenas destartarização e alisamento radicular. Os resultados mostraram que a adição de microesferas de minociclina à destartarização e ao alisamento radicular levou a uma maior redução das proporções e do número de bactérias do complexo vermelho, da profundidade das bolsas, do número de bolsas profundas e da hemorragia à sondagem, e a um aumento do nível de ligação clínica.

• **Abdaly, Refai, Gouda, Atty (2008)**[79] realizaram um estudo para avaliar os efeitos da aplicação tópica de Atridox (gel de doxiciclina) no tratamento da periodontite crónica. O estudo foi realizado em 15 pacientes com periodontite crónica. Receberam raspagem e alisamento radicular (SRP) isoladamente de um lado e SRP mais Atridox (Doxiciclina gel) do outro lado. Cada indivíduo foi submetido à avaliação dos parâmetros clínicos pré e pós-tratamento para detetar o resultado da modalidade de tratamento e foram obtidas amostras de placa dentária inicialmente e aos 3, 6, 9 e 12 meses para avaliação microbiológica. O Atridox (gel de doxiciclina) administrado localmente em locais periodontais doentes reduziu todas as bactérias subgengivais e ambas as modalidades de tratamento levaram a uma redução altamente significativa em termos estatísticos nas contagens microbiológicas, bem como nos parâmetros clínicos aplicados. Não foram observados efeitos secundários clinicamente relevantes.

• **Bogren, Torresyap, Haffajee, Socransky, Wennstrom (2008)**[80] avaliaram os efeitos clínicos e microbiológicos a longo prazo da doxiciclina de libertação controlada aplicada localmente como adjuvante do desbridamento mecânico. Um total de 128 pacientes de manutenção periodontal com pelo menos quatro dentes com uma profundidade de sondagem (PD) de 5 mm foram distribuídos aleatoriamente para aplicação local de gel de doxiciclina no início e 1 e 2 anos como adjuvante do desbridamento mecânico (teste) ou apenas desbridamento mecânico (controlo). A terapia periodontal de suporte (desbridamento mecânico, polimento e reforço da higiene oral) foi efectuada de 6 em 6 meses. Foi encontrada uma diferença estatisticamente significativa a favor da terapêutica adjuvante com doxiciclina entre os dois grupos apenas no exame de 3 meses para a hemorragia à sondagem, profundidade da bolsa e nível de fixação relativo e para uma minoria de espécies bacterianas aos 2 anos.

• **Singh, Roy, Chumber (2009)**[81] realizaram um estudo para comparar e avaliar a eficácia de dois sistemas de administração local de medicamentos, um contendo metronidazol e outro contendo cloridrato de tetraciclina, como adjuvantes da mecanoterapia no tratamento da periodontite crónica. De acordo com este estudo, ambas as terapias antibióticas locais resultaram numa maior melhoria dos parâmetros microbiológicos após 90 dias, quando utilizadas como adjuvantes da mecanoterapia, em comparação com a mecanoterapia isolada.

• **Srivastava, Verma, Tandon, Kumar, Gupta, Srivastava (2009)**[82] efectuaram um estudo para comparar e avaliar a eficácia clínica de fármacos sustentados recentemente libertados, ou seja, pastilhas de clorexidina (PerioCol™ ) com fibras de tetraciclina (Periodontal plus AB™ ). 45 locais em 14 pacientes com profundidade de sondagem entre 5-8 mm foram avaliados clinicamente quanto à profundidade de sondagem e ao nível de fixação relativo. As localizações foram divididas em 3 grupos (1) destartarização e alisamento radicular (SRP) + chip de clorexidina (2) SRP + fibras de tetraciclina (3) SRP isolado. Os resultados concluíram que a combinação de SRP + chip de clorexidina resultou em benefícios adicionais em comparação com os outros dois grupos de tratamento.

• **Pragati, Ashok, Kuldeep (2009)**[83] analisaram as abordagens dos principais sistemas de administração de fármacos na bolsa periodontal, a sua utilidade, bem como o avanço da eficácia destes sistemas na terapia periodontal. Concluíram que todos os sistemas de administração local de fármacos são eficazes de acordo com a sua abordagem.

• **Deo, Ansari, Mandia, Bhongade (2010)**[84] realizaram um estudo para avaliar a eficácia do hiclato de doxiciclina a 10% como adjuvante da destartarização e alisamento radicular no tratamento da periodontite crónica. Foram incluídos no estudo 60 pacientes com periodontite crónica, sistemicamente saudáveis. Foi realizado um ensaio clínico aleatório durante um período de 6 meses. O grupo de teste foi tratado com destartarização e alisamento radicular seguido de administração local de hiclato de doxiciclina a 10%, enquanto o grupo de controlo foi tratado com destartarização e alisamento radicular juntamente com placebo. Os resultados concluíram que a utilização de hiclato de doxiciclina a 10% como adjuvante da destartarização e do alisamento radicular proporcionou reduções mais favoráveis e estatisticamente significativas (p < 0,001) na profundidade da bolsa de sondagem e ganhos no nível de fixação clínica em comparação com a destartarização e o alisamento radicular isolados.

• **Bhardawaj, Kudva, Tabasum (2010)**[85] realizaram um estudo para comparar e avaliar os efeitos clínicos da aplicação tópica subgengival, após a destartarização e o alisamento radicular, de um novo gel de clorexidina biodegradável à base de xantana, em comparação com um gel que continha clorexidina e metronidazol e SRP isolado. Participaram no estudo 10 pacientes com idades compreendidas entre os 40 e os 60 anos e foram comparados 3 parâmetros clínicos, ou seja, o índice de placa, o índice gengival e a profundidade de sondagem, e 5 parâmetros microbiológicos, ou seja, *P.gingivalis, P.intermedia, A. actinomycetemcomitans, capnocytophaga e fusobacterium,* no início e após 4 semanas, em 3 grupos diferentes. O gel de clorexidina à base de xantana apresentou as maiores melhorias nos parâmetros clínicos e uma redução máxima na ocorrência de *P.gingivalis* e uma redução quase semelhante para as espécies *A. actinomycetemcomitans* e fusobacterium.

• **Gill, Bharti, Gupta et al (2011)**[86] compararam a eficácia clínica das fibras de tetraciclina e de um gel de clorexidina à base de xantana (Chlosite® ) no tratamento da periodontite crónica. Em ambos os grupos, registou-se uma redução estatisticamente muito significativa em todos os parâmetros clínicos, ou seja, índice de placa, índice de hemorragia e profundidade da bolsa de sondagem, tendo sido observado um ganho relativo do nível de fixação em diferentes intervalos de tempo.

• **Kudva, Tabasum, Shekhawat et al (2011)**[87] avaliaram a utilização adjuvante da catequina do chá verde administrada localmente com a destartarização e o alisamento radicular, em comparação com a destartarização e o alisamento radicular isolados no tratamento da periodontite crónica. Os resultados mostraram que a comparação entre o índice de placa e o índice gengival para os grupos de teste e de controlo aos 21 dias não foi significativa com p>0,05, enquanto a profundidade de sondagem aos 21 dias foi significativa com p<0,001. A intercomparação entre os resultados microbianos demonstrou uma redução considerável da ocorrência de *Aggregatibacter actinomycetemcomitans, Prevotella intermedia, espécies de Fusobacterium e Capnocytophaga* no grupo de teste. Concluiu-se que a administração local da catequina do chá verde juntamente com a destartarização e o alisamento radicular foi mais eficaz do que a destartarização e o alisamento radicular isoladamente.

• **Javali MA e Vandana KL (2012)[88]** compararam a eficácia da administração local de hiclato de doxiciclina a 10% como adjuvante da destartarização e do alisamento radicular no tratamento da periodontite. Foi efectuado um cruzamento aleatório com um desenho de boca dividida. Foi selecionado um total de 130 locais de 4 pacientes, 63 locais de pacientes com periodontite agressiva e 67 locais de pacientes com periodontite crónica, que foram divididos em grupo de raspagem e alisamento radicular (SRP), grupo SRP e doxiciclina e grupo apenas com doxiciclina. Os parâmetros clínicos, nomeadamente o índice de placa, o índice gengival modificado, o índice de hemorragia, o nível de inserção clínica (NIC) e a temperatura subgengival, foram avaliados no dia 0, $15^{th}$, $45^{th}$ e $90^{th}$ dia. O registo do CAL foi efectuado apenas no dia 0 e no dia $90^{th}$. No estudo de 90 dias, todos os três grupos mostraram uma redução significativa nos parâmetros clínicos. Em comparação, o grupo SRP e doxiciclina apresentou melhores resultados do que o grupo apenas com doxiciclina e o grupo apenas com SRP. Os resultados deste estudo demonstraram que o gel de hiclato de doxiciclina a 10% (Atridox) foi tão eficaz como o SRP na redução dos sinais clínicos da periodontite.

• **Jain R, Mohamed F, Hemalatha M (2012)[89] avaliaram** a eficácia a longo prazo de um gel de minociclina a 2% administrado localmente como adjuvante da destartarização e do alisamento radicular na gestão da periodontite crónica. Vinte e dois pares de locais com profundidades de sondagem semelhantes foram distribuídos aleatoriamente pelos grupos de teste e de controlo. Todos os locais foram submetidos a uma destartarização e alisamento radicular minuciosos, seguidos da aplicação de gel de minociclina nos locais de teste. As profundidades de sondagem, os níveis de fixação relativos, o índice de placa e os parâmetros microbiológicos foram avaliados em ambos os grupos durante um período de 9 meses. Os parâmetros gerais melhoraram em relação à linha de base, tanto no grupo de teste como no grupo de controlo. A visão geral dos resultados da sua investigação não mostrou qualquer vantagem significativa da utilização do gel de minociclina a 2% em relação à destartarização e ao alisamento radicular como um sistema eficaz de administração local de fármacos.[52]

• **Jung, Park, Kim, Im, Kim, Choi et al (2012)**[91] realizaram um estudo para determinar a eficácia da aplicação adjuvante de pomada de minociclina administrada localmente associada à cirurgia de retalho para o tratamento de pacientes com periodontite crónica grave. Vinte pacientes com periodontite crónica grave foram tratados num estudo de boca dividida com a aplicação adjuvante de pomada de minociclina administrada localmente em associação com a cirurgia de retalho (FM) ou apenas com a cirurgia de retalho (FO); foi realizada uma aplicação adicional de minociclina 3 meses após a operação. Concluiu-se que a aplicação adjuvante de minociclina administrada localmente pode ser benéfica para o protocolo de tratamento cirúrgico da periodontite crónica grave.

• **Verma, Sanghi, Grover, Pandit et al (2012)**[92] realizaram um estudo para avaliar a eficácia do gel de clorexidina à base de xantana administrado subgengivalmente quando utilizado na fase de manutenção após a destartarização e o alisamento radicular (SRP) no tratamento da periodontite crónica. Foi realizado um estudo num único centro que envolveu 92 locais em 46 pacientes sistemicamente saudáveis que sofriam de periodontite crónica moderada a avançada com bolsas isoladas. Os locais selecionados foram distribuídos aleatoriamente em dois braços de tratamento: Grupo A (apenas SRP) e Grupo B (SRP + inserção de gel de clorexidina após 1 mês). O índice gengival, o índice de placa, a profundidade de sondagem da bolsa (PPD) e o nível de inserção clínica (CAL) foram registados no início e, subsequentemente, após 1 mês e 3 meses. Os resultados sugerem que a aplicação de gel de clorexidina à base de xantana após a SRP na fase de manutenção pode ser benéfica no tratamento da periodontite crónica em comparação com a SRP isolada. Podem ser alcançadas maiores melhorias quando são utilizados agentes antimicrobianos após a SRP.[55]

- **Rao N, Pradeep A, Bajaj P, Kumari M, Naik S.**2013[9][3] conduziu um estudo para investigar a eficácia do SMV (**Simvastatin gel**) 1,2% num gel biodegradável de libertação controlada preparado de forma autóctone como adjuvante da destartarização e alisamento radicular (SRP) no tratamento de fumadores com periodontite crónica. Quarenta pacientes foram divididos em dois grupos de tratamento: SRP mais SMV 1,2% e SRP mais placebo. Os resultados mostram que houve uma maior diminuição do índice de hemorragia do sulco modificado (mSBI) e da profundidade da bolsa (PD) e um maior ganho de perda de inserção clínica (CAL) com preenchimento significativo do defeito intraósseo (IBD) em locais tratados com SRP mais SMV administrado localmente em fumadores com periodontite crónica.

# PREPARAÇÕES AYURVÉDICAS E BIOLÓGICAS ADMINISTRADAS LOCALMENTE NA TERAPIA PERIODONTAL

- **Hirasawa M, Takada K, Makimura M, Otake S (2002)**[94] realizaram um estudo para determinar a utilidade da catequina do chá verde para a melhoria da doença periodontal. Foram medidas a concentração inibitória mínima (CIM) e a atividade bactericida da catequina do chá verde contra bastonetes anaeróbios Gram-negativos de pigmentação negra (BPR). Tiras de hidroxipropilcelulose contendo catequina do chá verde como sistema de libertação local lenta foram aplicadas em bolsas de pacientes uma vez por semana durante 8 semanas. Concluiu-se que não foi observada qualquer morbilidade nos grupos do placebo e da catequina sem tratamento mecânico. A catequina do chá verde mostrou um efeito bactericida contra o BPR e a utilização combinada de tratamento mecânico e a aplicação de catequina do chá verde utilizando um sistema de distribuição local de libertação lenta foi eficaz na melhoria do estado periodontal.

- **Sastravahal G, Gassmann G, Sangtherapitikul P e Grimm WD (2005)**[95] realizaram um estudo para avaliar a eficácia adicional que a preparação combinada de ervas pode ter entre os pacientes de manutenção em comparação com a terapia periodontal de suporte padrão (SPT), com monitorização adicional de determinados marcadores inflamatórios. Foram incluídos 15 pacientes no programa de rechamada que tinham completado a terapia periodontal convencional com profundidades de bolsa à sondagem remanescentes de 5-8 mm. Concluiu-se que a administração local adjuvante de extractos de C. asiaticain em combinação com P. granatum melhorou significativamente os sinais clínicos da periodontite crónica e o nível de IL-1 em pacientes em manutenção.

- **Abraham S, Kumar MS, Sehgal PK, Nitish S e Jayakumar ND (2005)**[96] realizaram um estudo para avaliar a atividade inibidora do triphala na metaloproteinase de matriz do tipo PMN (MMP-9) expressa em doentes adultos com periodontite e compararam a sua atividade com outro medicamento ayurvédico, o kamillosan, e a doxiciclina, que tem uma atividade inibidora conhecida. As metaloproteinases da matriz (MMPs) foram extraídas de amostras de tecido gengival de 10 pacientes (seis homens e quatro mulheres) com periodontite crónica. Concluiu-se que a forte atividade inibitória da trifala nas MMPs do tipo PMN está envolvida na degradação da matriz extracelular (ECM) durante a periodontite.

- **Kushiyama M, Shimazaki Y, Murakami M e Yamashita Y (2009)[97]** efectuaram um estudo para investigar a relação epidemiológica entre a ingestão de chá verde e a doença periodontal. Examinaram 940 homens japoneses com idades compreendidas entre os 49 e os 59 anos no âmbito de um exame de saúde abrangente. A profundidade de sondagem (PD), a perda de inserção clínica (AL) e a hemorragia à sondagem (BOP) foram utilizadas como parâmetros periodontais. Examinámos a relação entre a ingestão de chá verde e os parâmetros periodontais. Concluiu-se que existia uma modesta associação inversa entre a ingestão de chá verde e a doença periodontal.

- **Behal R, Mali AM, e Paradkar AR (2011)[98]** realizaram um estudo para comparar o efeito do sistema experimental de administração local de medicamentos contendo 2% de curcuma inteira (forma de gel) como adjuvante da destartarização e alisamento radicular (SRP) com o efeito obtido utilizando apenas SRP, avaliando os respectivos efeitos na placa bacteriana, inflamação gengival, hemorragia na profundidade da bolsa à sondagem, níveis relativos de fixação e atividade enzimática semelhante à tripsina de microrganismos do "complexo vermelho", nomeadamente, Bacteroides forsythus, Porphvromonas gingivalis e Treponema denticola. Trinta indivíduos com periodontite crónica localizada ou generalizada com uma profundidade de bolsa de 5 a 7 mm foram selecionados num desenho de estudo de boca dividida. O sistema experimental de administração local de fármacos contendo 2% de gel de curcuma integral pode ser utilizado eficazmente como adjuvante da destartarização e alisamento radicular e é mais eficaz do que a destartarização e o alisamento radicular isolados no tratamento de bolsas periodontais.

- **Maruyama T, Tomofuji T, Endo Y, Irie K (2011)[99]** realizou um estudo para examinar os efeitos de um dentífrico contendo catequinas de chá verde no stress oxidativo gengival e na inflamação periodontal utilizando um modelo de rato. Vinte e quatro ratos Wister machos foram divididos aleatoriamente em quatro grupos. O primeiro grupo (grupo de controlo) não recebeu qualquer tratamento durante 8 semanas. No segundo grupo, foi induzida uma inflamação periodontal durante 8 semanas. Nos dois últimos grupos, a inflamação periodontal foi induzida durante 8 semanas e foram aplicados diariamente no sulco gengival, durante 4 semanas, dentífricos com ou sem catequinas de chá verde. Concluiu-se que a adição de catequinas do chá verde a um dentífrico pode contribuir para a prevenção da inflamação periodontal, diminuindo o stress oxidativo gengival e a expressão de citocinas pró-inflamatórias.

- **Bansal S, Rastogi S, Bajpai M (2012)**[100] analisaram os aspectos mecânicos, químicos e à base de plantas do controlo da doença periodontal. Concluíram que, apesar de estarem disponíveis comercialmente vários agentes, estes podem alterar a microbiota oral e têm vários efeitos secundários, como vómitos, diarreia, manchas nos dentes e resistência bacteriana aos antibióticos utilizados para tratar infecções orais. Por conseguinte, os fitoquímicos naturais isolados de plantas utilizadas na medicina tradicional são considerados boas alternativas aos produtos químicos sintéticos.

- **Antony VV, Prasad D e Khan RU (2013)**[101] realizaram um estudo para explorar a eficácia do gel de extrato de Azadirachta indica (Neem) como um medicamento de administração local no tratamento de pacientes com periodontite crónica e avaliaram os benefícios clínicos e microbiológicos quando utilizado como adjuvante da destartarização e do planeamento radicular. Participaram no estudo 20 pacientes com periodontite crónica no grupo etário dos 30-55 anos, com profundidade de bolsa >5mm e evidência radiográfica de perda óssea. Concluiu-se que o gel de extrato de neem produziu mais melhorias nos parâmetros clínicos e microbiológicos do que o controlo. A abordagem de administração local de um extrato natural sem efeitos secundários conhecidos revelou resultados promissores.

- **Araghizadeh A, Kohanteb J, Fani MM (2013)**[102] realizou um estudo para determinar a atividade inibitória in vitro do extrato de chá verde em algumas bactérias cariogénicas e periodontopáticas isoladas clinicamente. Vinte estirpes de cada um dos *Streptococcus mutans*, *Aggregatibacter actinomycetemcomitans*, *Porphyromonas* *gingivalis* e *Pre-votella intermedia* foram isoladas de dentes cariados e bolsas peri-odontais de pacientes com cáries dentárias e doenças periodontais. O extrato de chá verde foi preparado pelo método de extração aquosa e diluído de 50 a 1,56 mg/ml. Concluiu-se que o extrato de chá verde exibiu uma forte atividade antibacteriana sobre S. mutans, A. actinomycetemcomitans, P. gingivalis e P. intermedia e, por conseguinte, pode ser utilizado em elixires bucais ou dentífricos para a prevenção de cáries dentárias e doenças periodontais.

• **Chava VK e Vedula BD (2013)[103]** O extrato de chá verde é um agente antimicrobiano natural, constituído por polifenóis (catequina) com propriedades anticariogénicas, anti-inflamatórias e anticolagenolíticas. Assim, no presente estudo, tentou-se desenvolver um gel de chá verde de libertação sustentada termo-reversível e estudar os seus efeitos clínicos em pacientes com periodontite crónica (PC). Foi preparado um gel termo-reversível de libertação sustentada de catequina de chá verde e testadas as suas caraterísticas de libertação in vitro. Foram selecionados 30 pacientes com dois locais nos quadrantes contralaterais com profundidades de sondagem (PDs) de 4 mm. Concluiu-se que a terapia medicamentosa local adjuvante com gel termo-reversível de chá verde demonstrou reduzir as bolsas e a inflamação durante as 4 semanas do ensaio clínico em pacientes com PC.

• **Yaghini J e Shahabooei M (2014)[104]** realizaram um estudo para avaliar a eficácia de um gel de administração local de medicamentos contendo extractos de Quercus brantii e Coriandrum sativum como adjuvante da destartarização e alisamento radicular em pacientes com periodontite crónica moderada. Um novo medicamento à base de plantas contendo extractos combinados de Q. brantii e C. sativum foi formulado sob a forma de gel para aplicação subgengival. Após a raspagem e alisamento radicular (SRP), os géis à base de plantas e placebo foram aplicados nos locais experimentais e de controlo, respetivamente. Concluiu-se que o gel à base de plantas não apresenta vantagens consideráveis em relação ao SRP isolado como adjuvante no tratamento periodontal.

• **Phogat M, Rana T, and Baiju CS (2014)[105]** O objetivo deste estudo foi avaliar a eficácia de um gel de clorexidina à base de xantana versus um gel de extractos de ervas como adjuvante da terapia periodontal no tratamento da periodontite crónica. Foram selecionados para o estudo 150 locais, com idades compreendidas entre os 30 e os 50 anos, bolsas periodontais com 5-8 mm e com diagnóstico de periodontite crónica. Concluiu-se que a aplicação local de um gel à base de plantas pode ser utilizada de forma comparável ao gel de clorexidina no tratamento da periodontite crónica como adjuvante da terapia periodontal mecânica.

- **Jain R, Mohan R, Amarnaath J et al (2014)**[106] efectuaram uma revisão para avaliar a eficácia das ervas administradas localmente na bolsa periodontal. Foram consideradas ervas como aloé vera, gel de curcuma, Centella Asiatica, Azadirachta indica (Neem), combinações de frutos como Terminalia chebula (Combretaceae), Terminalia bellirica e Phyllanthus emblica. Concluiu-se que a sua utilização local melhorou as condições periodontais.

- **Pandita V, Pathi B, Singla A, Singh S et al (2014)**[107] efectuaram um estudo para avaliar o efeito das ervas nas doenças periodontais. Fonte de dados: Foi efectuada uma revisão da literatura na PubMed Central e na biblioteca Cochrane utilizando os termos MeSH - fitoterapia, periodontite e medicina dentária. No total, apareceram 368 títulos e 39 estavam relacionados com a questão da investigação. Foram aplicados outros critérios de pesquisa aos artigos, dos quais 13 artigos cumpriam os critérios e foram selecionados para a revisão. Cinco artigos que foram pesquisados manualmente também foram incluídos. Concluiu-se que, na literatura disponível, verificou-se que a baixa toxicidade das ervas incentiva uma investigação mais aprofundada que conduza a uma melhor compreensão da medicina alternativa na prevenção da formação de placa bacteriana e no fortalecimento das gengivas, bem como na redução da incidência de infecções periodontais.

- **Sharma K, Mittal A e Chauhan N (2015)**[108] efectuaram um estudo para apresentar o potencial de aumento da penetração do Aloé Vera. O gel de A. vera aumentou a penetração cutânea in vitro de compostos, dependendo dos seus pesos moleculares, com uma correlação inversa aparente entre o rácio de melhoria e o peso molecular do composto. Alguns constituintes do próprio gel de A. vera também penetraram na pele, bem como na bolsa periodontal, e dependeram do peso molecular dos compostos co-aplicados. Assim, o efeito de reforço da penetração do gel de aloé vera foi explicado por um provável efeito de atração dos complexos formados entre o composto e o agente de reforço no gel de aloé. Concluiu-se que melhorou o estado periodontal.

- **Rathode S, Mehta P, Sharda t, Raj A (2015)[109]** Realizou um estudo para avaliar a eficácia da pastilha de aloé vera como adjuvante da terapia não cirúrgica no tratamento da periodontite crónica. Este estudo demonstrou que a aplicação local de uma pastilha de aloé vera na bolsa periodontal estimulou um aumento significativo na redução da profundidade da bolsa e no ganho de ligação clínica. De acordo com este estudo, o aloé vera administrado localmente foi eficaz na melhoria da saúde periodontal.

- **Kaur A, Kapoor D, Soni N, Gill S in (2016)[110]** efectuaram uma revisão para realçar a importância do método alternativo de medicina à base de plantas através da revisão da literatura. A literatura documenta que várias plantas têm propriedades anti-inflamatórias, antioxidantes, antibacterianas, adstringentes e outras propriedades úteis. Várias partes das plantas, como folhas, raízes, sementes, nozes, frutos, casca, caules, goma, látex, etc., estão a ser utilizadas para fins medicinais e concluíram que várias ervas administradas localmente são eficazes nas doenças periodontais.

- **Pandita V (2017)[111]** efectuou um estudo para avaliar o efeito das ervas nas doenças periodontais. Fonte de dados: Uma revisão da literatura foi realizada na PubMed Central e na biblioteca Cochrane usando os termos MeSH - fitoterapia, periodontite e odontologia. Materiais e Métodos: De um total de 368 títulos, 39 estavam relacionados com a questão de investigação. Foram aplicados outros critérios de pesquisa aos artigos, dos quais 13 artigos cumpriam os critérios e foram selecionados para a revisão. Foram também incluídos cinco artigos que foram objeto de uma pesquisa manual. Concluiu-se que a baixa toxicidade das ervas incentiva uma investigação mais aprofundada que conduza a uma melhor compreensão da medicina alternativa na prevenção da formação de placa bacteriana e no fortalecimento das gengivas, bem como na redução da incidência de infecções periodontais.

- **Vennila K, Elanchezhiyan S, Ilavarasu S (2017)**[112] efectuou um estudo para avaliar a eficácia na gestão da doença periodontal. Vinte pacientes saudáveis com uma profundidade de sondagem periodontal bilateral de 5-6 mm foram incluídos no estudo. Após a raspagem e planeamento radicular (SRP), foi colocado um chip de neem não absorvível a 10% na bolsa de um lado da arcada. O outro lado foi tratado apenas com SRP. Os parâmetros clínicos foram registados na linha de base, no 7º dia e no 21º dia. Foram obtidas amostras de placa para um estudo microbiológico no início e no 21º dia. Concluiu-se que o sistema de administração local de óleo de neem a 10% produz os efeitos desejados em P. gingivalis. É necessária mais investigação para avaliar a eficácia do óleo de neem noutros agentes patogénicos periodontais.

# AGENTES ANTI-INFLAMATÓRIOS ADMINISTRADOS LOCALMENTE NA TERAPIA PERIODONTAL

• **Badran Z, Kraehenmann MA, Guicheux J, Soueidan A in (2009)[113]** analisou a potencial utilização de bifosfonatos (BPs) no tratamento periodontal. Foi possível demonstrar que os BPs têm uma capacidade in vitro e in vivo de reduzir a reabsorção óssea. Concluiu que ainda há necessidade de desenvolver mais estudos clínicos para apoiar a utilização de BPs para o reforço da armada terapêutica periodontal.

• **Veena HR, Prasad D em (2010)[114]** efectuaram um estudo para explorar a eficácia da administração local de alendronato no osso alveolar após cirurgia de retalho mucoperiosteal. Este é o primeiro estudo a utilizar a administração de alendronato com base em gel impregnado de polímero.Um total de 15 pacientes com periodontite crónica no grupo etário dos 35 - 55 anos, de ambos os sexos, com profundidade de bolsa ≥ 5mm e evidência radiográfica de defeitos ósseos idênticos na região molar mandibular bilateralmente foram incluídos neste estudo prospetivo. Concluiu-se que o alendronato foi eficaz no tratamento da perda óssea associada à periodontite. A administração local do fármaco com base em gel resolve a preocupação crítica de expor o paciente aos efeitos adversos da administração sistémica.

• **Pradeep AR e Thorat MS em (2010)[115]** realizaram um estudo para avaliar o efeito da sinvastatina administrada subgengivalmente no tratamento de pacientes com periodontite crónica. Verificou-se uma maior diminuição do índice gengival e da (profundidade de bolsa) PD e um maior ganho de (perda de inserção clínica) CAL com um preenchimento significativo de IBD em locais tratados com (raspagem e alisamento radicular) SRP mais (sinvastatina) SMV administrada localmente em pacientes com periodontite crónica.

• **Srinivas M, Sangeetha Medaiah S, e Walvekar A (2011)[116]** para avaliar os efeitos do fármaco anti-inflamatório não esteroide (AINE), cetoprofeno, em pacientes com periodontite crónica. Duas preparações semelhantes de administração local de fármacos de um gel de poloxamen contendo 1,5% de cetoprofeno e um placebo foram preparadas de forma autóctone para este fim. Foram recrutados dez indivíduos, com idades compreendidas entre os 33 e os 55 anos, com periodontite crónica moderada a grave, que foram monitorizados durante um período de 90 dias. Concluiu-se que o efeito combinado do cetoprofeno administrado localmente com a SRP foi mais eficaz no controlo da doença periodontal do que a SRP isolada.

• **Tariq M, Iqbal Z, e Sahni JK (2012)**[11] 7discutiram diferentes medicamentos antimicrobianos e anti-inflamatórios administrados localmente que estão disponíveis comercialmente ou que estão atualmente a ser considerados para aprovação pela Food and Drug Administration (FDA). Concluiu que a periodontite é uma doença inflamatória causada principalmente pelas bactérias da placa periodontal, embora as respostas imunitárias do hospedeiro também desempenhem um papel importante. Com o advento do conceito de administração de antibióticos sistémicos sob a forma de dispositivos intra-bolsa para o tratamento da periodontite, a investigação tem sido orientada para desenvolver e patentear sistemas de administração de fármacos mais aceitáveis do ponto de vista fisiológico e comercialmente viáveis como adjuvantes dos tratamentos cirúrgicos e não cirúrgicos convencionais das infecções periodontais.

• **Shah DV, Dave D ,Deshpande N, Dave R et al em (2013)**[118] tentaram representar o papel dos bisfosfonatos na gestão das doenças periodontais. Concluiu que a administração local de bisfosfonatos demonstrou um ganho significativo nos níveis de fixação e também no nível do osso alveolar e pode ser uma alternativa eficaz à administração sistémica.

• **Xu H, Shi M, e Ma T (2014)**[119] realizaram um estudo para desenvolver um novo sistema de gel *in situ* para a libertação sustentada de cloridrato de ranitidina. Os géis *in situ* de ranitidina a 0,2%, 0,5% e 1,0% de concentração de goma gelana (p/v) foram preparados, respetivamente, e caracterizados em termos de preparação, viscosidade e libertação *in vitro*.O estudo mostrou que a libertação de ranitidina a partir destes géis foi caracterizada por uma fase inicial de elevada libertação (efeito burst) e traduzida para a segunda fase de libertação moderada.Concluiu-se que o sistema de gel in *situ* é uma abordagem promissora para a entrega oral de ranitidina para a melhoria dos efeitos terapêuticos.

- **Farahmand A, Sayar F, Esfahani BJ in (2016) 2**[10] realizaram um estudo para avaliar a eficácia clínica do gel de ibuprofeno a 2,5% administrado subgengivalmente na periodontite crónica. Concluiu-se que o gel de ibuprofeno como adjuvante do SRP poderia fornecer uma nova direção na gestão do tratamento periodontal e poderia ser usado para complementar a terapia para resolver o processo inflamatório e os sinais clínicos da doença mais rapidamente.

# LIMITAÇÕES

Para além dos enormes benefícios e modulações dos medicamentos administrados localmente, existem também algumas discrepâncias.[8,16]

- Dificuldade em colocar antimicrobianos nas partes mais profundas das bolsas periodontais e lesões de furca.

- A estabilidade e o transporte de medicamentos são os domínios a melhorar.

- O fornecimento constante do medicamento no local em causa, em caso de dosagem elevada, pode provocar alergia ao medicamento, irritação e toxicidade no local.

- Imunogenicidade das proteínas - Um dos principais problemas das terapêuticas à base de proteínas é a sua imunogenicidade, ou seja, a sua tendência para desencadear uma resposta imunitária indesejada contra elas próprias. Uma forma de resposta imunitária é a ativação das células B, que produzem anticorpos que se ligam às proteínas e reduzem ou eliminam os seus efeitos terapêuticos.

- Grau de risco em crianças. Uma vez que os sistemas de administração local contêm concentrações de fármaco aproximadamente 100 vezes mais elevadas do que o fármaco administrado por via sistémica. Esta concentração elevada pode provocar reacções alérgicas e ser prejudicial em muitos aspectos.

- Para manter a concentração do fármaco em quantidade adequada, de modo a conseguir uma absorção correta do fármaco, o que pode levar ao risco de sobremedicação e submedicação devido à flutuação do nível sanguíneo do fármaco.

## Direcções futuras

A investigação futura concentrar-se-á no desenvolvimento de polímeros mais ideais e na introdução de novos agentes. Nos últimos anos, os biofilmes (placas) com sistemas lipossómicos especialmente concebidos têm atraído grande atenção. À medida que os investigadores continuam a desvendar os mistérios do desenvolvimento embrionário do periodonto, é provável que a capacidade de regenerar de forma previsível as estruturas de fixação periodontal perdidas se torne realidade. À medida que são introduzidos novos agentes e desenvolvidos melhores sistemas de administração na bolsa periodontal, a progressão da doença periodontal pode ser travada. Ao bloquear as vias inflamatórias importantes na destruição dos tecidos periodontais, a doença deverá ser mais bem controlada. Os ensaios clínicos com naproxeno e cetoprofeno indicam que é possível retardar a progressão da doença periodontal com AINEs. Estes reduzem a degradação dos tecidos e promovem a cicatrização, incluindo a regeneração óssea. Além disso, dados de modelos animais indicam que a tetraciclina quimicamente modificada actua como um inibidor da colagenase e retarda a progressão da doença em animais.[121]

A adesão do paciente pode ser maximizada e as complicações sistémicas reduzidas. Durante as duas últimas décadas, foram efectuadas inúmeras investigações para avaliar o papel potencial da administração controlada de fármacos no tratamento periodontal. Estas investigações dividem-se em duas categorias distintas: as que documentam a cinética de libertação e as que documentam os efeitos clínicos. Muitos investigadores demonstraram que a administração controlada de agentes antimicrobianos, como a tetraciclina, o metronidazol e a clorexidina, pode ser eficaz na redução dos sinais de periodontite.[121,122]

Foram utilizados diferentes métodos para preparar **sistemas de partículas Chetosan**. A seleção de qualquer um dos métodos depende de factores como o tamanho exigido das partículas, a estabilidade térmica e química do agente ativo, a reprodutibilidade dos perfis cinéticos de libertação, a estabilidade do produto final e a toxicidade residual associada ao produto final. [121]

**Os lipossomas** têm sido considerados os mais promissores nesta abordagem, uma vez que imitam a biomembrana em termos de estrutura e comportamento. O potencial dos lipossomas como sistema de administração de fármacos para utilização na cavidade oral foi investigado, visando especificamente os dentes, a adsorção in vitro de formulações lipossomais carregadas à hidroxiapatite.[122]

**Uma membrana em sanduíche composta** por um suporte de esponja de colagénio e microesferas de gelatina contendo fator de crescimento de fibroblastos básicos (bFGF) demonstrou a regeneração dos tecidos periodontais em 4 semanas.[121]

As nanopartículas de quitosano/oligonucleótido- TPP, que foram preparadas através da adição de TPP após a formação do complexo quitosano/oligonucleótido, mostraram a libertação sustentada de oligonucleótidos e são adequadas para a aplicação terapêutica local em doenças periodontais.[122]

Um material gomoso moldável e macio, conhecido como **denticaps / moldes dentários**, contendo analgésicos e antibióticos, é fixado ao dente afetado e a libertação sustentada do fármaco ocorre a partir dele, obtendo-se uma ação local prolongada dos fármacos.[121]

**Os hidrogéis** são também uma forma de dosagem promissora para a administração de medicamentos por via bucal. São formados por polímeros que se hidratam num ambiente aquoso e que envolvem fisicamente as moléculas de fármaco para posterior libertação lenta por difusão ou erosão.

**O nanogel** pode ser definido como um sistema coloidal de agregados na gama sub-micrométrica, preparado a partir de polímeros hidrofílicos com caraterísticas de gel, com elevado potencial para a libertação de genes e proteínas.

Estão a ser utilizados e desenvolvidos vários produtos farmacêuticos para a administração oro-dentária, mas muitos estão ainda em fase de preparação. Os recentes avanços nos sistemas de administração controlada e direcionada de medicamentos oferecem um vasto âmbito e potencial para aliviar as doenças dentárias através da utilização de novas técnicas.

Nos últimos tempos, têm sido experimentados novos fármacos na administração local de medicamentos, tais como produtos à base de plantas, factores de crescimento e alguns fármacos para retificar os defeitos ósseos.

## FUTURAS ERVAS PARA A PERIODONTITE

- Extrato de eucalipto - O extrato de eucalipto melhora o estado da saúde oral. Os extractos de etanol (60% de etanol) das folhas de Euclyptus globulus possuem alegadamente atividade antibacteriana contra várias bactérias, incluindo bactérias orais. Além disso, os extractos de etanol a 60% da folha de E. globulus apresentaram atividade antibacteriana contra várias bactérias periodontopáticas, incluindo Porphyromonas gingivalis e Prevotella intermedia.[121]

- Folha de Neem - O extrato de folha de Neem pode ajudar a reduzir os níveis de bactérias e placa bacteriana que causam a progressão da periodontite. Sugere-se que os materiais bioactivos encontrados no Neem conduzem à presença de galotaninos durante as fases iniciais da formação da placa bacteriana, o que pode reduzir eficazmente o número de bactérias disponíveis para se ligarem à superfície do dente, aumentando a sua remoção física da cavidade oral através da formação de agregados.[121]

- Raiz de sangue - Devido aos seus alcalóides naturais, a raiz de sangue pode travar o crescimento de bactérias responsáveis pela doença periodontal. Por vezes incluída em produtos de saúde oral, como pastas de dentes e elixires, esta erva pode reduzir a inflamação e evitar o aprofundamento das bolsas periodontais, prevenindo assim a perda óssea e a perda de dentes.[120,121]

- Camomila - Ao longo da história, culturas de todo o mundo utilizaram os benefícios medicinais da camomila. Com as suas propriedades anti-inflamatórias e antibacterianas, a camomila ajuda a reduzir a inflamação nos tecidos periodontais e reduz a carga bacteriana na cavidade oral.

- Combinações de ervas - Juntamente com as ervas individuais, as combinações de ervas podem ajudar a combater a periodontite. Uma mistura poderosa inclui óleo de hortelã-pimenta, mentol, óleo de salva, camomila, óleo de alcaravia, óleo de cravo, tintura de mirra e extrato de equinácea - todos eles reduzem os sintomas da periodontite e podem melhorar a higiene oral.

- Sinvastatinas - As estatinas como a sinvastatina (SMV), a lovastatina e a pravastatina são inibidores competitivos específicos da 3-hidroxi-2-metil-glutaril coenzima A

(HMGCoA) redutase. Estes agentes são amplamente utilizados para reduzir o colesterol e constituem uma abordagem importante e eficaz para o tratamento da hiperlipidemia e da arteriosclerose. Vários estudos em animais mostraram que o SMV ajuda na regeneração óssea, bem como no efeito anti-inflamatório quando administrado ou aplicado localmente.[121]

A engenharia de tecidos, um conceito relativamente novo no tratamento de doenças humanas, promete a regeneração da estrutura de tecidos adultos através da aplicação de células de engenharia e materiais sintéticos. Os tecidos que são fabricados em laboratório, ou regenerados no doente, podem potencialmente prolongar e melhorar a vida dos doentes que sofrem de perda de tecidos devido a traumatismos ou doenças. Em apoio a esta ampla afirmação, o domínio da engenharia de tecidos pode apontar alguns êxitos iniciais.

A terapêutica baseada em ARN ainda não foi introduzida na medicina dentária e para resolver doenças relacionadas. Estudos médicos in vitro e em animais trataram de forma específica e eficaz doenças infecciosas, doenças genéticas e cancros, utilizando siRNA/shRNAs para induzir PTGS, ribozimas para clivar transcrições de mRNA eaptamers para ligar e bloquear proteínas alvo.[123]

A investigação paralela noutros domínios, tais como (a) os antibióticos de dose baixa e quimicamente modificados, que actuam como inibidores da colagenase, (b) a utilização de AINE, que bloqueiam a via inflamatória envolvida na destruição dos tecidos periodontais, (c) a utilização de nanopartículas ligadas a enzimas antimicrobianas, que actuam como uma abordagem sem antibióticos para tratar a infeção e (d) a utilização de biomateriais compósitos nano-injectáveis sob a forma de cimento, tem interesse para entrar numa nova fase desafiante da investigação dentária.[122]

Além disso, a administração controlada de agentes antimicrobianos pode alterar a flora periodontal com uma diminuição da massa bacteriana total e das espécies patogénicas. Embora a investigação futura se concentre no desenvolvimento de polímeros mais ideais e amigos do ambiente e na introdução de novos agentes, a administração controlada oferece aos clínicos um potencial adjuvante ou uma alternativa aos tratamentos tradicionais.

# CONCLUSÃO

Os dados actuais sugerem que a administração local de medicamentos antimicrobianos numa bolsa periodontal pode melhorar a saúde periodontal. A manipulação hábil da ecologia bacteriana oral representará provavelmente a estratégia mais eficaz para o controlo a longo prazo das doenças periodontais, e a terapia antimicrobiana pode ser considerada um dos instrumentos para esse fim. O sucesso neste esforço não é de modo algum certo, mas os meios estão agora disponíveis.

A instrumentação mecânica, seja em ambiente aberto ou fechado, pode ser extremamente exigente do ponto de vista técnico, consumir muito tempo e, em alguns defeitos periodontais, ser ineficaz ou incompleta. Os sistemas locais de administração de fármacos, por outro lado, parecem ser geralmente simples de utilizar e podem, no futuro, ser administrados pelos próprios pacientes. É evidente que os sistemas locais de administração de fármacos podem ser adjuvantes úteis dos métodos de rotina para a gestão da doença periodontal crónica em doentes em manutenção e em locais com doença recorrente ou refractária. No entanto, independentemente do agente utilizado, o modo de administração, o fluxo salivar e o fluxo do fluido crevicular afectam significativamente a eficácia final dos agentes farmacoterapêuticos utilizados no tratamento de infecções intra-orais.

Estudos que empregam uma variedade de sistemas de administração local na incorporação de diferentes fármacos abordaram a utilidade destes dispositivos como modo de terapia. Foi disponibilizada uma quantidade substancial de informação e, atualmente, podem ser identificadas as seguintes tendências relativamente a vários sistemas de administração local.

- Como monoterapia, os sistemas locais de administração de medicamentos que incorporam uma variedade de fármacos podem melhorar a saúde periodontal.

- Não existe um medicamento universal único que seja eficaz em todas as situações. Por conseguinte, em locais que não respondem, pode ser necessário efetuar testes de sensibilidade bacteriana e antibiótica para determinar os agentes patogénicos putativos e a sua suscetibilidade a agentes antimicrobianos específicos.

• A administração local de medicamentos parece ser frequentemente tão eficaz como a destartarização e o alisamento radicular no que respeita à redução dos sinais de doença inflamatória periodontal, vermelhidão, hemorragia à sondagem, profundidade de sondagem e perda de ligação clínica.

• Os sistemas de administração local de fármacos geralmente não proporcionam um benefício para além do que é possível obter com a destartarização e o alisamento radicular convencionais no tratamento da periodontite dos adultos. Por conseguinte, a sua utilização de rotina é desnecessária.

• A aplicação local pode ser utilizada como um complemento à terapia convencional. Os locais com maior probabilidade de resposta a este método de tratamento adjuvante podem ter periodontite refractária ou recorrente ou locais específicos onde é difícil instrumentar as superfícies radiculares. No entanto, os dados são limitados para apoiar este conceito.

• Atualmente, não existem dados suficientes para indicar que um dispositivo de administração local de fármacos é claramente superior a todos os outros sistemas. No entanto, as caraterísticas desejadas incluem a facilidade de colocação, a libertação controlada de fármacos e a capacidade de reabsorção.

• Em conjunto com o tratamento convencional, os medicamentos administrados por via sistémica parecem ser tão eficazes como a administração local de medicamentos.

• Até à data, os resultados dos estudos que avaliaram os sistemas de administração local de medicamentos não justificaram o alargamento do intervalo de tempo entre as consultas de manutenção periodontal de apoio.

• Existem dados preliminares, mas muito limitados, sobre a capacidade da administração local para ajudar a suprimir a progressão futura da doença.

• Não existem dados suficientes que indiquem que a administração local de medicamentos induz resistência bacteriana a agentes antimicrobianos. São necessários estudos a longo prazo para abordar esta importante questão.

• Existem dados de duração limitada (5 anos) que avaliam a eficácia da administração local de medicamentos.

- São necessários estudos adicionais para avaliar se a administração local é eficaz contra organismos invasores de tecidos.

- Faltam dados que sustentem a impressão de que a administração local de medicamentos em conjunto com o alisamento radicular reduz mais a necessidade de cirurgia periodontal do que a destartarização e o alisamento radicular isoladamente.

A administração prudente de agentes antimicrobianos, seguindo princípios farmacológicos criteriosos, impedirá o abuso de agentes quimioterapêuticos e reduzirá o potencial de desenvolvimento ou seleção de estirpes bacterianas resistentes aos medicamentos. Os sistemas de administração local de fármacos com propriedades de libertação controlada têm potencial para serem utilizados como componente terapêutico no tratamento das doenças periodontais. No entanto, são necessários mais estudos aleatórios e controlados para ajudar a delinear os tipos de lesões, doenças periodontais ou situações específicas em que os sistemas de libertação local seriam mais benéficos.

# REFERÊNCIAS

1 . Goodson JM. Tratamento da doença periodontal através da administração local de medicamentos. J Periodontol. 1985; 56 (5): 265-272.

2 . Elavarasu S, Suthanthiran TK, Naveen D. Statins: Uma nova era na administração local de medicamentos. Journal of pharmacy &bioallied sciences. 2012 Aug;4(Suppl 2):S248.

3 . Kornman KS. Antimicrobianos de libertação local controlada em periodontia: perspectivas para o futuro. J Periodontol. 1993;64(8):782-91.

4 . M. Addy, L.Rawle.fR.Handley, H. N.Newman. The Development and in Vitro Evaluation of Acrylic Strips and Dialysis Tubing for Local Drug Delivery J. Periodontol.November, 1982.

5 . Kumar P, Ansari SH, Ali J. Herbal remedies for the treatment of periodontal disease-a patent review. Recent patents on drug delivery & formulation. 2009 Nov 1;3(3):221-8.

6 . Greenstein G, Tonetti M. O papel da administração controlada de medicamentos para a periodontite. O Comité de Investigação, Ciência e Terapia da Academia Americana de Periodontologia. J Periodontol. 2000;71(1):125.

7 . Newman MG, Takei HH, Klokkevold PR, Carranza FA. Periodontologia Clínica 10ª Edição.

8 . Greenstein G, Polson A. O papel da administração local de medicamentos no tratamento das doenças periodontais: uma revisão exaustiva. J Periodontol. 1998;69(5):507- 20.

9 . Garg S. Sistemas locais de administração de fármacos como adjuvante na cura da periodontite - o novo candidato a dentista. Métodos Farmacêuticos. 2015 Jan 1;6(1):1.

10 Rams TE, Slots J. Local delivery of antimicrobial agents in the periodontal pocket. Perio 2000. 1996 Feb 1;10(1):139-59.

11 Langer R, Peppas NA. Advances in Biomaterials, Drug Delivery, and

Bionanotechnology. Jornal AIChE. 2003; 49(12): 2990-3006.

12 Steinberg D, Friedman M. Development of sustained-release devices for modulation of dental plaque biofilm and treatment of oral infectious diseases. Drug Development Res. 2000 Jul 1;50(3-4):555-65.

13 Soskolne WA, Heasman PA, Stabholz A, Smart GJ, Palmer M, Flashner M, Newman HN. Administração local sustentada de clorhexidina no tratamento da periodontite: um estudo multicêntrico. J Periodontol. 1997;68(1):32-8.

14 .JA IR, KOHLI K, ABU S. SISTEMA DE ADMINISTRAÇÃO DE MEDICAMENTOS PERIODONTAIS CONTENDO AGENTES ANTIMICROBIANOS.

15 Soskolne WA. Entrega subgengival de agentes terapêuticos no tratamento de doenças periodontais. Revisões críticas em Biologia Oral e Medicina. 1997 Abr;8(2):164-74.

16 Rose LF, Mealey BL, Genco RJ, Cohen DW. Periodontia. China: Elsevier Mosby; 2004.

17 Dodwad V, Vaish S, Chhokra M, Mahajan A. Magic Bullet to treat Periodontitis: Uma abordagem direcionada. JPBMS 2012; 20(20): 1-5.

18 Tripathi KD. Essentials of medical pharmacology.6th ed. Índia: Jaypee Brothers; 2008.

19 Gouda OM, El-Refai AN, Al-Abdaly MM, Atty HA. LocaLDeLivery of atriDox (DoxycycLinegeL) as aDjunctive in ManageMent of chronic PerioDontitis. DENTAL JOURNAL. 2009 Jul;55(2129):2134.

20 Ryan ME. Abordagens não cirúrgicas para o tratamento de doenças periodontais. Dental Clinics. 2005 Jul 1;49(3):611-36.

21 Zahavi T, Caton JG. Dose subantimicrobiana de doxiciclina - modulação do hospedeiro no tratamento da periodontite. Saúde Oral. 2005;95(10):36.

22 Medicis pharmaceutical corp. minocycline hydrochloride tablet, film coated,

Extended Release. 2009;1-10.

23 Soskolne WA, Friedman M. Sistemas de administração de fármacos em bolsas intra-periodontais. In: Rathbone SJ, eds. Oral Mucosal Drug Delivery. New York: Marcel Dekker Inc; 1996.

24 Ciancio SG. Terapia periodontal química não cirúrgica. Perio 2000, 1995; 9: 2737.

25 Tripathi KD. Essentials of medical pharmacology.6th ed. Índia: Jaypee Brothers; 2008.

26 Stoltze K. Eliminação da matriz de Elyzol® 25% Dentalgel das bolsas periodontais. J Clin Periodontol 1995;22(3):185-7.

27 Divya PV, Nandakumar K. Local drug delivery-periocol in periodontics. Tendências BiomaterArtif Organs. 2006;19(2):74-80.

28 Lindhe J, Karring T, Lang NP. Periodontologia Clínica e Dentisteria de Implantes. 5a ed. Singapura: Blackwell Munksgaard; 2008.

29 Verma A, Sanghi S, Grover D, Aggarwal S, Gupta R, Pandit N. Effect of insertion of xanthan-based chlorhexidine gel in the maintenance phase following the treatment of chronic periodontitis. J Indian SocPeriodontol. 2012; 16: 381385.

30 Shah N et al. Administração local de agentes antimicrobianos na terapia periodontal. JISP 1999:2:26-29.

31 Pragati S, Ashok S, Kuldeep S. Avanços recentes nos sistemas de administração de medicamentos periodontais. Revista Internacional de Administração de Medicamentos 2009:1, 1-14.

32 Elavarsu S, Suthanthiran TK, Naveen D. Statins: Uma nova era na administração local de medicamentos. Journal of Pharmacy and Bioallied Sciences 2012; 4(2): 248-251.

33 .GENGIVITE PI. Tratamento da gengivite induzida por placa bacteriana, periodontite crónica e outras condições clínicas. Odontol. 2001;72:1790-800.

34 Chen HS, Gross JF. Infusão intra-arterial de fármacos anticancerígenos: aspectos

teóricos da administração de fármacos e revisão das respostas. Cancer Treatment Reports. 1980 Jan;64(1):31-40.

35  Langer R. New methods of drug delivery. Science. 1990 Sep 28:1527-33.

36  Rang HP, Ritter JM, Flower RJ, Henderson G. EBook de Farmacologia de Rang & Dale: com acesso online ao STUDENT CONSULT. Elsevier Ciências da Saúde; 2 de dezembro de 2014.

37  Addy M, RENTON-HARPER P. Quimioterapia local e sistémica no tratamento da doença periodontal: uma opinião e revisão do conceito. Journal of Oral Rehabilitation. 1996 Abr 1;23(4):219-31.

38  Takahashi N, Ishihara K, Kimizuka R, Okuda K, Kato T. The effects of tetracycline, minocycline, doxycycline and ofloxacin on Prevotellaintermedia biofilm. Molecular Oral Microbiology. 2006 Dec 1;21(6):366-71.

39  Stoller NH, Johnson LR, Trapnell S, Harrold CQ, Garrett S. The pharmacokinetic profile of a biodegradable controlled-release delivery system containing doxycycline compared to systemically delivered doxycycline in gingival crevicular fluid, saliva, and serum. J Periodontol. 1998;69(10):1085-91.

40 Shojaei AH. A mucosa bucal como via de administração sistémica de medicamentos: uma revisão. J Pharm Pharm Sci. 1998 Jan 1;1(1):15-30.

41 Akalin FA, Baltacioglu E, Sengün D, Hekimoglu S, Taskin M, Etikan I, Fisenk I. Uma avaliação comparativa dos efeitos clínicos da doxiciclina sistémica e local no tratamento da periodontite crónica. J Oral Science. 2004;46(1):25-35.

42  Jain N, Jain GK, Javed S, Iqbal Z, Talegaonkar S, Ahmad FJ, Khar RK. Abordagens recentes para o tratamento da periodontite. Drug Discovery Today. 2008 Nov 30;13(21):932-43.

43 Hearnden V, Sankar V, Hull K, Juras DV, Greenberg M, Kerr AR, Lockhart PB, Patton LL, Porter S, Thornhill MH. New developments and opportunities in oral mucosal drug delivery for local and systemic disease. Advanced Drug Delivery Reviews. 2012;64(1):16-28.

44  Friedman M, Golomb G. New sustained release dosage form of chlorhexidine for dental use. J Periodontal Res 1982; 17: 323-328.

45  Addy M, Rawle, Handley R, Newman HN, Coventry JF. Desenvolvimento e avaliação in vitro de tiras de acrílico e tubos de diálise para administração local de medicamentos. J. Periodontol 1982; 53: 692-699.

46  Goodson JM, Holboro D, Dunn RL, Hogan P, Dunham S. Monolithic tetracycline-containing fibers for controlled delivery to periodontal pockets. J Periodontol. 1983; 54(10):575-9.

47  Addy M, Langeroudi M. Comparação dos efeitos imediatos na microflora subgengival de tiras acrílicas contendo 40% de clorexidina, metronidazol ou tetraciclina. J ClinPeriodontol 1984;11 (6), 379-386.

48  Goodson JM, Hogan PE, Dunham SL. Respostas clínicas após tratamento periodontal por administração local de medicamentos. J Periodontol; Edição Especial de 1985 (81 - 87).

49  Goodson JM, Offenbacher S, Farr DH, Hogan PE. Tratamento da doença periodontal através da administração local de medicamentos. J Periodontol 1985; 56:265-72.

50 . Stabholz A, Soskolne WA, Friedman M, Sela MN. A utilização da libertação sustentada de clorexidina para a manutenção das bolsas periodontais: ensaio clínico de 2 anos. J Periodontol 1991: 62:7:429-433.

51 Silverstein L, Bissada N, Manouchehr Pour, Greenwell H. Efeitos clínicos e microbiológicos da irrigação local com tetraciclina na periodontite. J Periodontol 1988; 59: 301-5.

52 Addy M, Hassan H, Moran J, Wade W ,Newcombe R. Utilização de tiras acrílicas contendo antimicrobianos no tratamento da doença periodontal crónica: Um estudo de seguimento de três meses. J Periodontol 1988; 59:557 -64.

53 Minabe M, Takeuchi K, Tamura T Hori T, Umemoto T. Administração subgengival de tetraciclina numa película de colagénio. J Periodontol 1989; 60:552556.

54 Larsen T. Libertação in vitro de doxiciclina de materiais bioabsorvíveis e tiras de acrílico. J Periodontol 1990; 61:30-34.

55 .Goodson JM, Cugini MA, Kent RL, Armitage GC ,Cobb CM, Fine D, Fritz ME, Green E, Imoberdorf MJ, Killoy WJ, Mendieta C, Niederman R, Offenbacher S, Taggart EJ, Tonetti M. Avaliação multicêntrica da terapia com fibras de tetraciclina: II. Resposta clínica. J Periodont Res 1991: 26: 371-379.

56 Nakaqawa T, Yamada S, Oosuka Y, Saito A, Hosaka Y, Ishikawa T, Okuda K, Estudo clínico e microbiológico da administração local de minociclina (Periocline) após destartarização e alisamento radicular em bolsas periodontais recorrentes. Bull Tokyo Dent Coll. 1991; 32(2):63-70.

57 Pedrazzoli V, Kilian M, Karring T. Efeitos clínicos e microbiológicos comparativos da aplicação tópica subgengival de gel dentário de metronidazol a 25% e da destartarização no tratamento da periodontite em adultos. J Clin Periodontol 1992; 19:71522.

58 Van Steenberghe D, Bercy P, Kohl J, De Boever J, Adriaens P, Vanderfaeillie A, Adriaenssen C, Rompen E, De Vree H, McCarthy EF, Vandenhoven. Pomada subgengival de cloridrato de minociclina na periodontite crónica moderada a grave em adultos: um estudo multicêntrico, aleatório, em dupla ocultação, controlado por veículo. J Periodontol 1993; 64(7):637-44.

59 Stelzel M, Flores-de-Jacoby L. Aplicação tópica de metronidazol em comparação com a destartarização subgengival. Um estudo clínico e microbiológico em pacientes recordados. J Clin Periodontol 1996; 23(1):24-9.

60 Timmerman MF, Weijden GA, Steenbergen TJ, Mantel MS, De Graaff J, Van der Velden U. Avaliação da eficácia e segurança a longo prazo da minociclina aplicada localmente em doentes adultos com periodontite. J ClinPeriodontol. 1996; 23(8):707-16.

61 Radvar M, Pourtaghi N. Comparação de 3 terapias periodontais com antibióticos locais em bolsas periodontais persistentes. J Periodontol 1996: 67: 860-865.

62 Wilson TG, McGuire MK, Greenstein G, Nunn M. Fibras de tetraciclina mais destartarização e alisamento radicular versus destartarização e alisamento radicular isolados: Resultados semelhantes após 5 anos. J Periodontol 1997; 68: 1029 - 1032.

63 Jeffcoat MK, Bray KS, Ciancio SG, Dentino AR, Fine DH, Gordon JM, Gunsolley JC, Killoy WJ, Lowenguth RA, Magnusson RI, Offenbacher S, Palcanis KG, Proskin HM, Finkelman RD, Flashner M. A utilização adjuvante de uma pastilha de clorexidina de libertação controlada subgengival reduz a profundidade de sondagem e melhora o nível de fixação em comparação com a destartarização e o alisamento radicular isolados. J Periodontol. 1998; 69: 989-997.

64 Ryder MI, Pons B, Adams D, Beiswanger B, Blanco V, Bogle G, Donly K, Hallmon W, Hancock EB, Hanes P, Hawley C, Johnson L, Wang HL, Wolinsky L, Yukna R, Polson A, Carron G, Garrett S. Effects of smoking on local delivery of controlled-release doxycycline as compared to scaling and root planing. J ClinPeriodontol. 1999; 26: 683-691.

65 Jeffcoat MK, Palcanis KG, Weatherford TW, Reese M, Geurs NC, Flashner M. Utilização de um chip de clorexidina biodegradável no tratamento da periodontite em adultos. Achados clínicos e radiográficos. J Periodontol. 2000; 71: 256-262.

66 Garret S, Jhonson J, Drisko CH. Dois estudos multicêntricos que avaliaram localmente o hiclato de doxiciclina, o controlo com placebo, a higiene oral e a destartarização e alisamento radicular no tratamento da periodontite. J Periodontol. 1999; 70: 490-503.

67 Greenstein G, Lamster I. Efficacy of subantimicrobial dosing with doxycycline. JADA 2001; 132 (4): 457-466.

68 Johnson LR, Stoller NH, Polson A, Harrold CQ, Ryder M, Garrett S. Os efeitos do cálculo subgengival nos resultados clínicos da doxiciclina de libertação controlada administrada localmente em comparação com a destartarização e o alisamento radicular. J ClinPeriodontol. 2002; 29: 87-91.

69 Grisi DC, Salvador SL, Figueiredo LC, Souza SL, Novaes AB, Grisi MF. Efeito do

chip de clorexidina de liberação controlada nos parâmetros clínicos e microbiológicos da síndrome periodontal. J ClinPeriodontol. 2002; 29: 875-881.

70 Soskolne WA, Proskin HM, Stabholz A. Probing depth changes following 2 years of periodontal maintenance therapy including adjunctive controlled-release of chlorhexidine. J Periodontol. 2003; 74: 420-427.

71 Jorgensen MG, Safarian A. Initial antimicrobial effect of controlled release doxycycline in subgingival sites. J Periodont Res. 2004; 39: 315-319.

72 Lu H-K, Chei C-J. Eficácia da minociclina aplicada subgengivalmente no tratamento da periodontite crónica. J Periodont Res 2005; 40: 20-27.

73 Persson GR, Salvi GE, Heitz-Mayfield LJA, Lang NP. Terapia antimicrobiana utilizando um sistema de administração local de fármacos (Arestin®) no tratamento da peri-implantite: resultados microbiológicos. Clin. Oral Impl. Res 2006; 17: 386-393.

74 Mizrak T, Guncu GN, Caglayan F, Balci TA, Aktar GS, Ipek F. Effect of controlled-release chlorhexidine chip on clinical and microbiological parameters and prostaglandin E2 levels in gingival crevicular fluid. J Periodontol 2006; 77: 437-43.

75 Rodrigues IFG, Machion L, Casati MZ, Nociti FH, Toledo S, Sallum AW, Sallum EA. Avaliação clínica do uso da clorexidina administrada localmente na terapia de manutenção periodontal. J Periodontol. 2007; 78: 624-628.

76 Grossi SG, Goodson JM, Gunsolley JC, Bland P. A terapia mecânica com microesferas de minociclina adjuntas reduz as bactérias do complexo vermelho em fumadores. J Periodontol 2007; 78: 1741-1750.

77 Abdaly MA, Refai AN, Gouda UM, Atty HA. Administração local de Atridox (gel de doxiciclina) como adjuvante no tratamento da periodontite crónica. Suez Canal Univ Med J. 2008; 11(1): 41-46.

78 . Bogren A, Torresyap G, Haffajee AD, Socransky S, Wennstrom J. Doxiciclina administrada localmente durante a terapia periodontal de suporte: Um estudo de 3 anos. J Periodontol 2008; 79:827-835.

79 Srivastava R, Verma PK, Tandon P, Kumar R, Gupta KK, Srivastava A.

Chlorhexidine chip and tetracycline fibers as adjunct to scaling and root planing - A clinical study. Braj. J. Oral Sci. 2009; 8(4):201-205.

80 Singh S, Roy S, Chumber SK. Avaliação de dois sistemas locais de administração de medicamentos como adjuvantes da mecanoterapia em comparação com a mecanoterapia isolada no tratamento da periodontite crónica: Um estudo clínico, microbiológico e molecular. J Indian SocPeriodontol. 2009 Sep; 13(3):126-132.

81 Pragati S, Ashok S, Kuldeep S. Avanços recentes nos sistemas de administração de medicamentos periodontais. Revista Internacional de Administração de Medicamentos 2009:1, 1-14.

82 Deo V, Ansari S, Mandia S, Bhongade B. Eficácia terapêutica do hiclato de doxiciclina administrado subgengivalmente como adjuvante do tratamento não cirúrgico da periodontite crónica. J Oral Maxillofacial Res. 2011; 2(1): 1-7.

83 Bhardawaj A, Kudva P, Tabasum ST. Um estudo comparativo do gel de clorexidina, metronidazol colocado após a destartarização e aplainamento radicular e não colocado. J Int Oral health. 2010; 2(1).

84 Gill JS, Bharti V, Gupta H, Gill S. Tratamento não cirúrgico da periodontite crónica com dois agentes de administração local de medicamentos - um estudo comparativo. J ClinExp Dent. 2011; 3: 424-429.

85 Kudva P, Tabasum ST, Shekhawat NK. Efeito da catequina do chá verde, um sistema de administração local de fármacos como adjuvante da destartarização e alisamento radicular em pacientes com periodontite crónica: Um estudo clinicomicrobiológico. J Indian SocPeriodontol. 2011; 15(1): 39-45.

86 Javali M, Vandana K. Avaliação comparativa do sistema de administração de atrigel (hiclato de doxiciclina a 10%) Atridox com raspagem e alisamento radicular e terapia combinada no tratamento da periodontite: Um estudo clínico. J Indian SocPeriodontol. 2012; 16: 43-48.

87 Jain R, Mohamed F, Hemalatha M. Minociclina contendo um sistema de administração local de fármacos no tratamento da periodontite crónica: Um ensaio

aleatório controlado. J Indian SocPeriodontol. 2012; 16 (2): 179-183.

88 Bansal S, Rastogi S, Bajpai M. Mechanical, Chemical and Herbal Aspects of Periodontitis: A Review. IJPSR 2012; 3(5): 1260-1267.

89 Jung DY, Park JC, Kim YT, Im GI, Kim BS, Choi SH, Cho KS, Kim CS. O efeito clínico da minociclina administrada localmente em associação com a cirurgia de retalho para o tratamento da periodontite crónica grave: um desenho de boca dividida. J ClinPeriodontol. 2012 Ago; 39(8): 753-759.

90 Verma A, Sanghi S, Grover D, Aggarwal S, Gupta R, Pandit N. Effect of insertion of xanthan-based chlorhexidine gel in the maintenance phase following the treatment of chronic periodontitis. J Indian SocPeriodontol. 2012; 16: 381385.

91 Pradeep A, Priyanka N, Kalra N, Naik S, Singh S, Martande S 2012. Eficácia clínica da sinvastatina de 1,2 mg administrada subgengivalmente no tratamento de indivíduos com defeitos de furca de classe II: Um ensaio clínico controlado e aleatório. J Periodontol. 2012; 83: 1472-1479.

92 Pradeep AR, Bajaj P, Agarwal E, Rao NS, Naik SB, Kalra N, Priyanka N. Administração local de azitromicina a 0,5% no tratamento da periodontite crónica em fumadores. Au Dental Journal 2013; 58: 34-40

93 Rao N, Pradeep A, Bajaj P, Kumari M, Naik S. Libertação local de fármaco da sinvastatina em fumadores com periodontite crónica: um ensaio clínico controlado e aleatório. Am Dental Journal 2013; 58: 156-162.

94 Hirasawa M, Takada K, Makimura M, Otake S. Melhoria do estado periodontal pela catequina do chá verde utilizando um sistema de distribuição local: um estudo clínico piloto. J Periodont Res. 2002 Dec 1;37(6):433-8.

95 Sastravaha G, Gassmann G, Sangtherapitikul P, Grimm WD. Tratamento periodontal adjuvante com extractos de Centellaasiatica e Punicagranatum na terapia periodontal de suporte. J IntAcadPeriodontol. 2005 Jul;7(3):70-9.

96 Abraham S, Kumar MS, Sehgal PK, Nitish S, Jayakumar ND. Avaliação do efeito inibitório da trifala na metaloproteinase de matriz do tipo PMN (MMP-9). J

Periodontol. 2005 Abr 1;76(4):497-502.

97 Kushiyama M, Shimazaki Y, Murakami M, Yamashita Y. Relação entre o consumo de chá verde e a doença periodontal. J Periodontol. 2009 Mar;80(3):372- 7.

98 Behal R, Mali AM, Gilda SS, Paradkar AR. Avaliação de um sistema local de administração de fármacos contendo 2% de gel de curcuma integral utilizado como adjuvante da destartarização e alisamento radicular na periodontite crónica: Um estudo clínico e microbiológico. J Indian soc Periodontol. 2011 Jan;15(1):35.

99. Maruyama T, Tomofuji T, Endo Y, Irie K, Azuma T, Ekuni D, Tamaki N, Yamamoto T, Morita M. Supplementation of green tea catechins in dentifrices suppresses gingival oxidative stress and periodontal inflammation. archives of oral biology. 2011 Jan 31;56(1):48-53.

100. Bansal S, Rastogi S, Bajpai M. Mechanical, chemical and herbal aspects of periodontitis: a review. Revista Internacional de Ciências Farmacêuticas e Investigação. 2012 maio 1;3(5):1260.

101. Han G, Ghosh P, Rotello VM. Nanopartículas de ouro funcionalizadas para administração de medicamentos.

102. Araghizadeh A, Kohanteb J, Fani MM. Atividade inibitória do extrato de chá verde (Camellia sinensis) em algumas bactérias cariogénicas e periodontopáticas isoladas clinicamente. Princípios e práticas médicas. 2013;22(4):368-72.

103. Chava VK, Vedula BD. Gel termo-reversível de catequina de chá verde para aplicação local na periodontite crónica: um ensaio clínico de 4 semanas. J Periodontol. 2013 Sep;84(9):1290-6.

104. Yaghini J, Shahabooei M, Aslani A, Zadeh MR, Kiani S, Naghsh N. Efficacy of a local-drug delivery gel containing extracts of Quercusbrantii and Coriandrumsativum as an adjunct to scaling and root planing in moderate chronic periodontitis patients. Journal of Research in Pharmacy Practice. 2014 Abr;3(2):67.

105. Phogat M, Rana T, Prasad N, Baiju CS. Comparative evaluation of subgingivally delivered xanthan-based chlorhexidine gel and herbal extract gel in the treatment of

chronic periodontitis. JIndian Soc Periodontol. 2014 Mar;18(2):172.

106. Fowler BJ, Gelfand BD, Kim Y, Kerur N, Tarallo V, Hirano Y, Amarnath S, Fowler DH, Radwan M, Young MT, Pittman K. Os inibidores nucleósidos da transcriptase reversa possuem uma atividade anti-inflamatória intrínseca. Science. 2014 Nov 21;346(6212):1000-3.

107. In'T Veld BA, Ruitenberg A, Hofman A, Launer LJ, van Duijn CM, Stijnen T, Breteler MM, Stricker BH. Nonsteroidalantiinflammatory drugs and the risk of Alzheimer's disease. New England Journal of Medicine. 2001 Nov 22;345(21):1515-21.

108. Uskokovic V. Plataformas nanoestruturadas para a administração sustentada e local de antibióticos no tratamento da osteomielite. Critical Reviews™ em sistemas de transporte de medicamentos terapêuticos. 2015;32(1).

109. Bonifàcio BV, da Silva PB, dos Santos Ramos MA, Negri KM, Bauab TM, Chorilli M. Nanotechnology-based drug delivery systems and herbal medicines: a review. International Journal of Nanomedicine. 2014;9:1.

110. Hirasawa M, Takada K, Makimura M, Otake S. Improvement of periodontal status by green tea catechin using a local delivery system: a clinical pilot study. Journal Periodontal Res. 2002 Dec 1;37(6):433-8.

111. Lu HK, Chei CJ. Eficácia da minociclina aplicada subgengivalmente no tratamento de

tratamento da periodontite crónica. J Periodontal Res. 2005 Feb 1;40(1):20-7.

112. Vennila K, Elanchezhiyan S, Ilavarasu S. Eficácia de 10% de

A lasca de Azadirachtaindica (neem) como adjuvante da destartarização e do planeamento radicular na periodontite crónica: Um estudo clínico e microbiológico. Jornal Indiano de Investigação Dentária. 2016 Jan 1;27(1):15.

113. Badran Z, Kraehenmann MA, Guicheux J, Soueidan A. Bisfosfonatos no tratamento periodontal: uma revisão. Oral Health Prev Dent. 2009 Jan 1;7(1):3-12.

114. Veena HR, Prasad D. Avaliação de um aminobisfosfonato (alendronato) no tratamento de defeitos ósseos periodontais. J Indian Soc Periodontology. 2010 Jan;14(1):40.

115. Pradeep AR, Thorat MS. Efeito clínico da sinvastatina administrada por via subgengival no tratamento de pacientes com periodontite crónica: um ensaio clínico aleatório. J Periodontol. 2010;81(2):214-22.

116. Srinivas M, Medaiah S, Girish S, Anil M, Pai J, Walvekar A. O efeito do cetoprofeno na periodontite crónica: Um estudo clínico em dupla ocultação. J Indian Soc Periodontology. 2011;15(3):255.

117. Tariq M, Iqbal Z, Ali J, Baboota S, Talegaonkar S, Ahmad Z, Sahni JK. Modalidades de tratamento e modelos de avaliação da periodontite. Revista internacional de investigação farmacêutica. 2012 Jul;2(3):106.

118. Elzoghby AO. Gelatin-based nanoparticles as drug and gene delivery systems: reviewing three decades of research. Jornal de Libertação Controlada. 2013 Dec 28;172(3):1075-91.

119. Hu X, Liu S, Zhou G, Huang Y, Xie Z, Jing X. Electrospinning of polymeric nanofibers for drug delivery applications. Jornal de Libertação Controlada. 2014 Jul 10;185:12-21.

120. Farahmand A, Sayar F, Esfahani BJ. Eficácia clínica do gel de ibuprofeno a 2,5% administrado subgengivalmente na periodontite crónica: Um Ensaio Clínico Controlado e Randomizado. Jornal de Saúde Oral Internacional. 2016 Jun 1;8(6):651.

121. Agnihotri SA, Mallikarjuna NN, Aminabhavi TM. Recent advances on chitosan-based micro-and nanoparticles in drug delivery. Journal of controlled release. 2004 Nov 5;100(1):5-28.

122. Saltzman WM, Olbricht WL. Construindo a entrega de medicamentos na engenharia de tecidos. Revisões da natureza. Drug Discovery. 2002 Mar 1;1(3):177.

123. Burnett JC, Rossi JJ. RNA-based therapeutics: current progress and future prospects. Chemistry & Biology. 2012;19(1):60-71.